Sivan Karnieli

Herzkräfte stärken durch Eurythmie

aethera®

die heilenden Kräfte im Menschen stärken,
die Bildung des eigenständigen Urteils unterstützen,
die Initiativbereitschaft von Patienten und Verbrauchern fördern.

Über dieses Buch: Digitalisierung, Technisierung und Virtualisierung sind nur äußere Zeichen einer Entwicklung, die uns auch im Innersten betrifft. Ungeachtet ihrer neuen Möglichkeiten stellt sie uns vor die Herausforderung, ihr etwas entgegenzusetzen, um sich nicht selbst zu verlieren.
Die Herzkräfte durch Eurythmie zu stärken bedeutet, die Ich-Kräfte zu stärken. Sie sind der Lebensstrom wirklicher Erneuerung und Veränderung der Welt und können uns helfen, gefestigt und mit schöpferischen Mitteln den Fragen unserer Zeit zu begegnen.

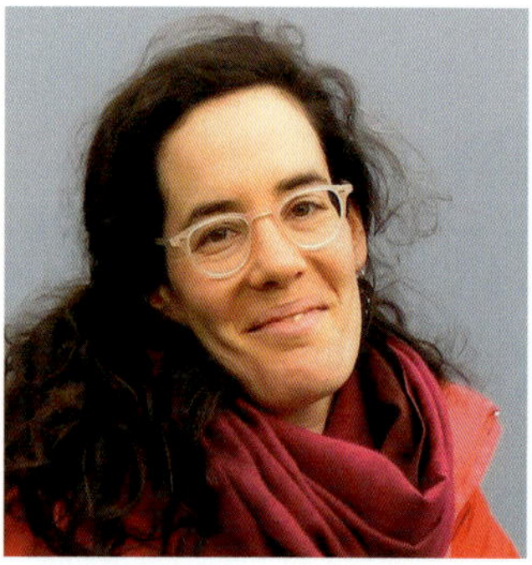

Die Autorin: **Sivan Karnieli** (geboren 1977 in Zürich) studierte zunächst Psychologie und Philosophie in Zürich, dann von 2001 bis 2005 Eurythmie in Dornach. Zunächst in der Pädagogik, der Bühnenkunst und der Erwachsenenbildung tätig, arbeitet sie heute als Dozentin für Eurythmie in Witten/Annen. Daneben bietet sie freischaffend auch Eurythmiekurse an. Sie ist Autorin mehrerer Bücher zur Eurythmie.
Weitere Informationen, auch zu Kursen zu diesem Buch, sind unter www.sivankarnieli.de zu finden.

Sivan Karnieli

Herzkräfte stärken durch Eurythmie

Ein Übungsbuch

aethera®

ISBN 978-3-8251-8015-7

2. Auflage 2021
aethera® ist ein Imprint des Verlags Urachhaus, Stuttgart
Landhausstraße 82, 70190 Stuttgart
www.aethera.de

Layout und Einbandgestaltung: Manfred Christ
Druck: Beltz, Bad Langensalza

Inhalt

Vorwort

> Weil wir einander Zufallende sind
> in mein und dein Herz Fallende
> im Herzen auferstehend als Wunsch
> Antwort zu sein
> auf die Frage des Himmels in uns …

Wer kennt nicht diese Frage des Himmels in uns? Wer möchte nicht durch sein Leben immer wieder eine Antwort geben auf diese Frage? Dieses Buch entstand auch als eine Antwort auf eine solche Frage in mir.

Es ist ein Buch vom Herzen, es ist aber auch ein Buch vom Wort und vom Menschen. Und ein Eurythmiebuch ist es deshalb, weil die Eurythmie Antworten geben kann auf Herzensfragen, also auf Fragen, die das Herz an das Leben hat.

Nichts scheint mir so aktuell zu sein wie die Suche nach den Herzkräften als Fähigkeit zur inneren Beweglichkeit, als Fähigkeit zu staunen, als Fähigkeit der Empathie, als Fähigkeit der Herzenswahrnehmung und vieles Weitere mehr. Das alles gehört zu den Herzkräften. Herzkräfte heißt nicht einfach, im Fühlen Überschuss zu haben und die Welt mit »positive thinking« zu übergießen. Aber Positivität im Sinne echter Offenheit für die Zukunftskräfte gehört auch dazu. Herzenskräfte auszubilden ist heute im Zeitalter von Digitalisierung, Technisierung, Virtualisierung, Globalisierung, Krieg und Flüchtlingskrisen so notwendig, wie sauberes Wasser für alle Menschen zugänglich zu machen. Herzenskräfte sind der Lebensstrom wirklicher Erneuerung und Veränderung in der Welt. Herzkräfte stärken heißt Ich-Kräfte stärken.

Der geistige Mensch ist ein schöpferisches Wesen und »berufen *zum freien Geiste*, wie jeder Rosenkeim berufen ist, Rose zu werden.«[1] Ob er diesem Ruf oder dieser Frage, die die Welt an ihn stellt, folgt oder nicht – vor diese Wahl ist er heute wie an eine Kreuzung gestellt: Willst du ein schöpferisches Wesen werden oder im 5G-Netz Teil einer Weltmaschine sein? Willst du dich selber bewegen, willst du in deinem Innern Leben fühlen und die Kraft, die du dafür brauchst, willst du der Natur, der Erde, der lebendigen, schöpferischen Welt etwas schenken, deren Zukunft *du selber bist,* oder wirst du bewegt, gelenkt, in die Passivität gedrängt und im wahrsten Sinne Wesen-los, ent-menschlicht?

Ich-Kräfte sind der einzige Schutz, den wir selber haben können. Aber sie sind nicht wie ein Schild, der etwas weghält und uns abschirmt, sondern wie ein Licht, das in Liebe leuchtet und einen neuen Raum hervorbringt, in dem es lebt und selbst Leben hervorbringt. Das Herz ist das Tor des Ich in der Welt. Jeder Einzelne hat dieses Tor, durch das hindurchzugehen er geboren *wurde*. Mit diesem Hindurchgehen verbunden ist jedoch die Kraft, *sich selbst zu gebären*.

Die Kunst hat hier eine immer wichtiger werdende Aufgabe. Sie ist noch nie der Luxus von einigen auserlesenen Genies gewesen und ist es auch heute nicht. Rudolf Steiner hat einmal allgemein für die Kunst formuliert, wie in ihr das Weltenherz zum Menschenherzen spricht, wie in der Kunst der Erdengeist vom Himmelsgeist eine Sprache empfangen hat, durch die der Mensch etwas vernehmen kann, was seinem Kopf nicht zugänglich ist:

In Urzeit Tagen
trat zum Geist des Himmels
der Geist des Erdenseins.
Bittend sprach er:
Ich weiß zu reden
mit dem Menschengeist;
doch um jene Sprache auch
flehe ich,
durch die zu reden weiß
das Weltenherz zum Menschenherzen.
Da schenkte der güt'ge Himmelsgeist
dem bittenden Erdengeist:
die Kunst.[2]

Das vorliegende Buch ist dieser Himmelssprache des Weltenherzens verpflichtet. Die Eurythmie ist noch mehr als allgemein »Kunst« die Kunst der Himmelssprache! Das lebendige, allem innewohnende Wort des Weltenherzens, das auch schöpferisches Denken genannt werden kann, wird durch die Eurythmie im Herzen bewegt und durch die Empfindung dieses Wortes, dieses Gedankens, als Gebärde offenbar, anschaubar. Der Leib wird Sinnerfüllt. – So heißt Herzkräfte stärken auch, das lebendige Denken zu stärken, im Herzen Gedanken zu haben, den Informationsgehalt der Gedanken im Herzen zu verlebendigen, ihn als Fluss des lebendigen Denkens schöpferisch mit hervorzubringen. Die Eurythmie ist aus dieser Himmelssprache geboren, aus dem Wort, das im Urbeginne war und das nun im Menschen lebt, das durch den Menschen zur Erscheinung kommt, das sich durch den Menschen zur Erscheinung bringt! Deshalb wirkt die Eurythmie auch gesundend, sie führt zu einer Ganzheit in uns selbst – denn die Frage des Himmels in uns ist die Frage der Erde in uns, die sich mit dem Himmel verbinden möchte.

Die Kunst (allgemein) ist jedoch zugleich auch Wahrnehmung, sie selbst ist auch ein Tor, ist *das Tor* zum Weltenherzen. Deshalb sind die Übungen, die hier zusammengetragen sind, oftmals meditativ, sie fordern auf, die Bewegung lauschend zu durchdringen, den Umkreis, die Wirkung einer Bewegung als zur Bewegung dazugehörig zu empfinden und den Quell der Bewegung im Umkreis zu suchen. Für das Herz ist das die eigentliche Nahrung. (Warum das so ist, wird bereits in der embryonalen Herzentwicklung sichtbar – in hervorgehobenen Abschnitten zwischen den Texten komme ich unter anderem darauf zu sprechen.)[3]

Das vorliegende Buch richtet sich an alle Menschen, die diese Welten-Menschen-Herzsprache suchen, die Sprache und Bewegung und die Bewegung der Sprache lieben, die die Geistigkeit darin empfinden können. Das Herz sucht immer das Geistige – sei es in einem anderen Menschen, sei es in der Welt, sei es in uns selbst.

Die praktische Seite dieses Buches fordert, wenn es zu den Gedichten geht, dennoch gewisse Vorkenntnisse in der Eurythmie.[4] Deshalb ist auch nicht an jeder Stelle eine Zeichnung eingefügt. Insbesondere die Laute können schwer auf dem Papier erklärbar werden. (Im Anhang gibt es als mögliche Hilfe ein kleines »ABC-Register« mit Abbildungen der von Rudolf Steiner entwickelten Eurythmiefiguren. Zu diesen wäre vieles zu sagen. Kurze Erläuterungen ersetzen hier längere Ausführungen, die den Rahmen dieses Buches sprengen würden.) Darija Kossmann hat zudem da und dort Skizzen gezeichnet, die helfen können, sich ein genaueres Bild zu machen. Ich danke ihr ganz herzlich dafür! Ebenso danke ich von Herzen Christine Christ für das umsichtige Lektorat und die freundliche Begleitung vom Text hin zum Buch. Auch möchte ich mich bei vielen Freunden, Lehrerinnen und meiner Schwester sehr herzlich bedanken, die mir durch das Leben und durch die Arbeit geholfen haben, dieses Buch schreiben zu können. Wie das Herz aus dem Umkreis und dem Empfinden für das Verinnerlichen von Bewegung verständlich werden kann, so auch dieses Buch.

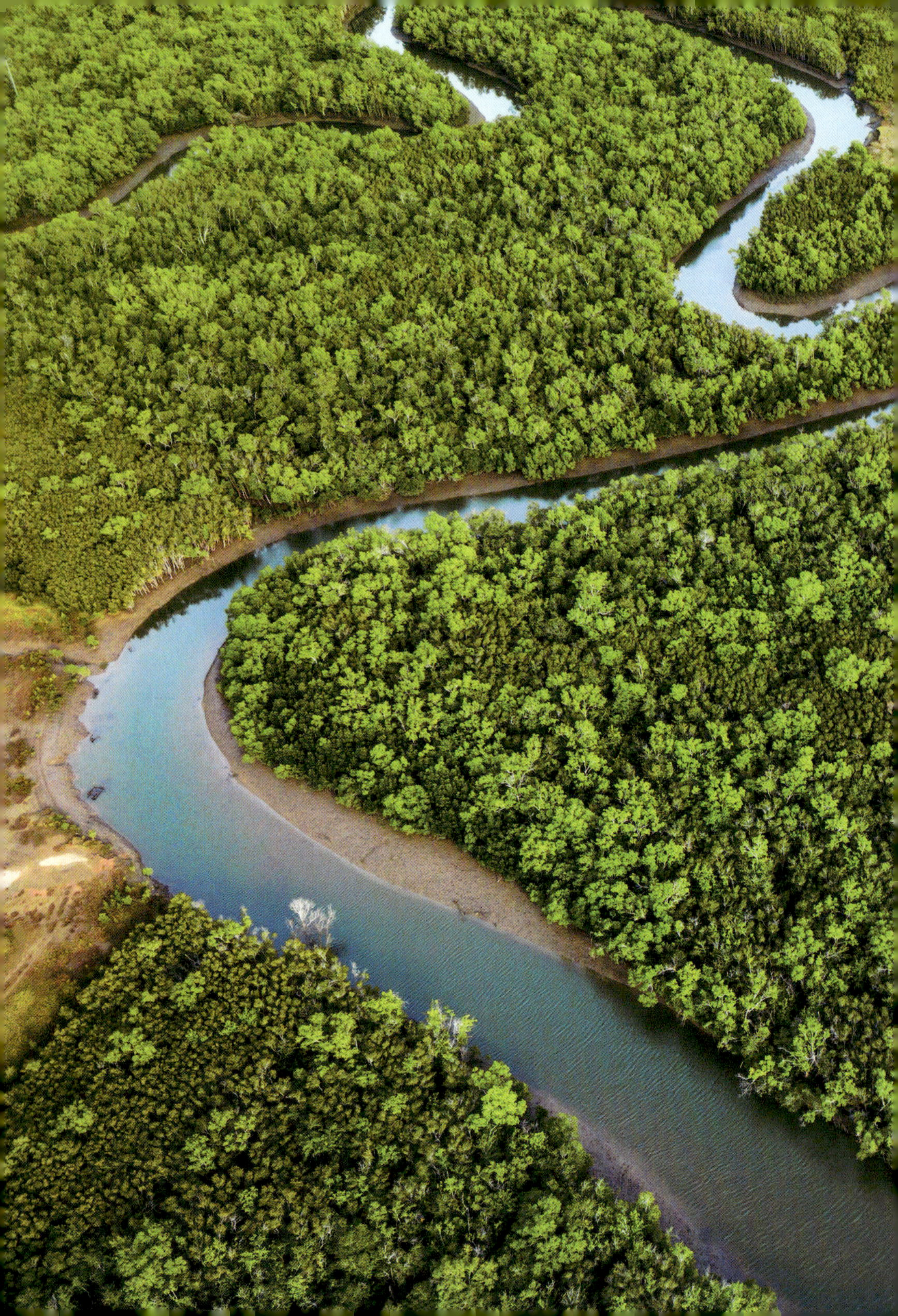

Es ist Herzzeit

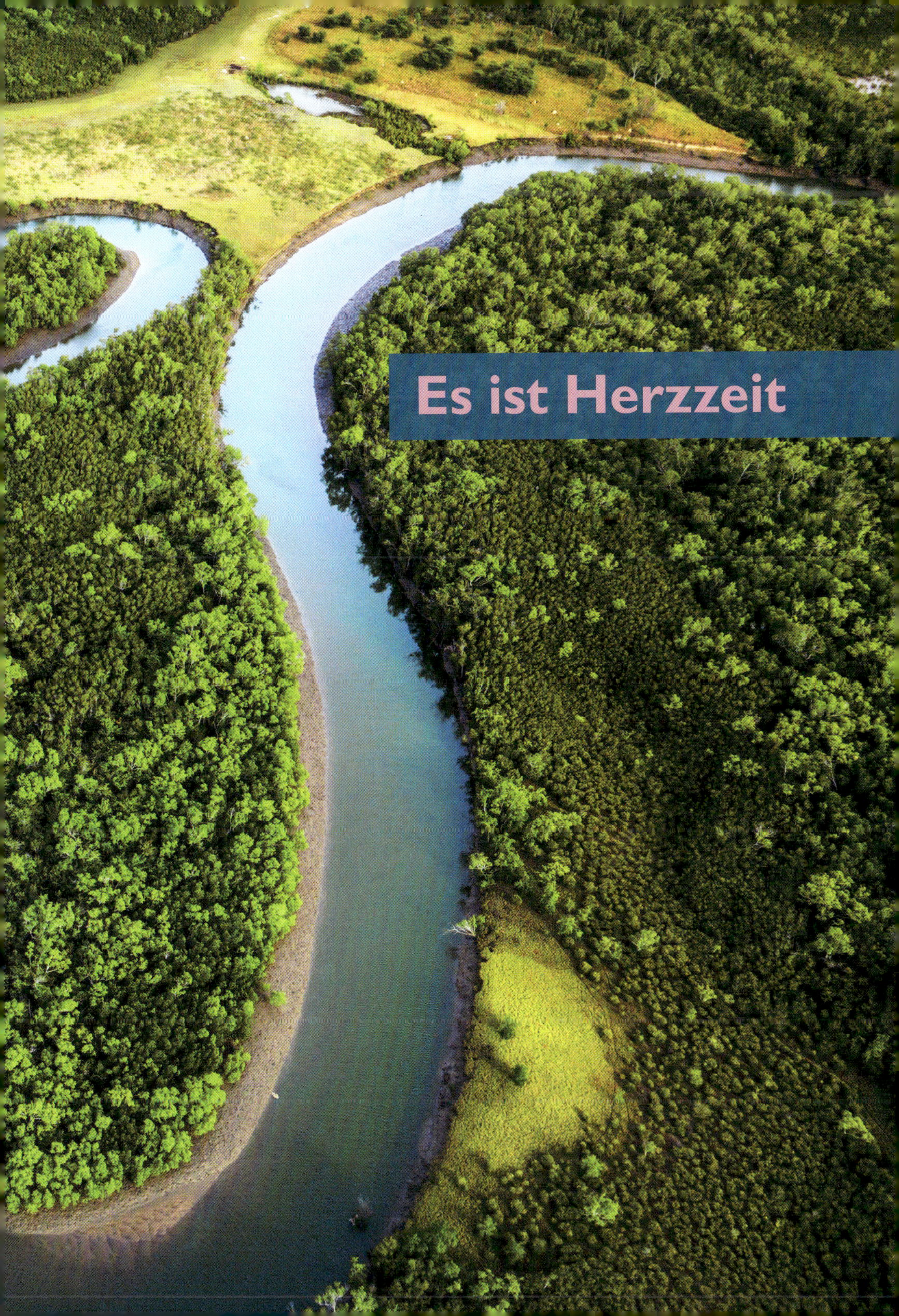

Die Wissenden haben den Himmel verloren,
denn sie errechneten seine Entfernung.
Die Wissenden sehen die Sonne nicht mehr,
aber sie messen den Schatten im Sande
und sagen: Das ist Zeit …

Ihr aber werdet im Innern den Raum wiederfinden
wie Hall und Widerhall heiliger Worte
und die Zeit wird wieder durch euch hindurchfluten
wie ein Strom singender Sterne.

Paul Schatz

In einer Welt, in der sich unser Gefühl für Zeit und unsere Verbindung von Herz zu Herz vollständig verwandeln, weil die Technik uns suggeriert, einander immer näher zu bringen, während wir auf der Lebensebene getrennt werden durch sie, können wir an einer Welt bauen, die wir von innen heraus bezeugen und zeugen. Es ist eine Herzwelt, die Welt, die ich meine. In ihr fühlen wir uns einander tief verbunden, sind grenzenlos weit, ohne jemals unser Bewusstsein zu verlieren, und entwickeln ein umfassendes Empfinden für die Zeit als ein »Strom singender Sterne«. Denn diese Herzwelt ist eine Zeit-Welt – ist getragen von Zeit, ist durchflutet von Zeit …

Zeit ist sowohl Dauer wie Ewigkeit, wie Augenblick; Zeit bringt Rhythmus hervor und Zeit ist Raum, in dem wir fortwährend leben. Zeit ist Gnade, wenn uns etwas schmerzt, jedoch nicht deshalb, weil sie vergeht, sondern weil sie uns erhebt. Sie erhebt uns in unsere eigene Zeitgestalt, in der wir eins sind mit dem Leben. Zeit ist die große Wandlerin, wenn wir uns ihr anvertrauen. Zeit ist ein Geschenk der geistigen Welt an uns Menschen auf der Erde. Zeit ist immer da. Sie vergeht auf der einen Seite und auf der andern empfängt sie uns, ohne dass sie linear würde dabei. Sie ist die Trägerin des Lebens. In unserem Herzen werden wir ihrer gewahr.

Wie im Physischen das Blut unser Herz durchströmt und es bildet, so im Ätherischen die Zeit. Ich spreche hier vom Ätherherzen. Das Ätherherz ist ein Raum, im Gegensatz zum physischen Herzen, das Raum einnimmt. Dennoch ist auch das physiologische Herz ein Hohlmuskel. Es wird sichtbar, dass es um eine Öffnung geht, durch die Raum entsteht. Man kann diesen Raum durchmessen, ihn beleben, ihn weiten, ihn schützen usw. Jeder Mensch braucht zu einem bestimmten Zeitpunkt vielleicht etwas anderes. Dennoch hat dieser Herzraum seine Gesetzmäßigkeiten, seine Bedingungen, seine Möglichkeiten. Er ist groß. Er kann immer größer werden. Solange ich mich in ihm halten kann, ich mich in ihm tragen kann, solange darf er wachsen. Hier ist der ergänzende Raum der Globalisierung.

In diesem Raum den Strom der Zeit zu vernehmen, ja sogar die Zeit selbst als lebendigen Raum zu erfahren, ist eine Kraft, die nur der Mensch realisieren kann. Er steht mitten darin und schafft diese Wirklichkeit! Ist das nicht ein Wunder? Dadurch entsteht eine neue Welt durch ihn. Und die Eurythmie hilft uns, diese Welt kennenzulernen, weil sie die Herzkräfte aufruft, sich zu bewegen, sich mit der Zeit zu verbinden.

Dann werden wir fühlen, dass die Welt viele andere Dimensionen hat, dass die Erde lebendig ist und wir Teil sind dieses Bewusstseins und dieses Wesens »Erde«. Wir sind selbst Welt. Wir entscheiden mit, wie die Welt wird. Denn sie ist immer noch: werdend. Die Schöpfung der Welt – wer sagt, dass sie zu Ende ist? Nein, die Schöpfung der Welt ist ein fortwährender Prozess, an dem wir zum Mitschöpfer geworden sind und an dem wir teilhaben.

Angekommen in unserer schöpferischen Kraft – denn da ist wirkliche Heimat –, verändern wir die Welt und uns selbst – uns selbst und die Welt. Die Sprache, das Wort als Begriff, als Idee, ist wie die Essenz all dessen. Im Wort können wir uns der schöpferischen Kraft erinnern, die uns geschaffen hat und die weiter in uns lebt, dafür, dass wir selbst zum Schöpfer werden können. Das Wort verbindet uns mit dem Gestern und Morgen im Jetzt. – Eine der wichtigsten Übungen in der Eurythmie beginnt denn auch mit Stellungen, die sich aussprechen als »Ich denke die Rede [die ich reden werde]. Ich rede. Ich habe geredet« (siehe Seite 53 ff.).[5] Im Sprechen – auch im Sprechen der Gebärde, des Lautes in der Eurythmie – sind wir schöpferisch tätig. Unser ganzes Menschsein, auch leiblich, wurde gestimmt, um Sprache hervorbringen zu können, um selbst das hervorzubringen, was uns einst geschaffen hat. Das ist das Geheimnis der Zukunft, die immer schon da war, um uns zu sich heranzuziehen. So war das Wort im Urbeginne und es war zugleich die Ewigkeit, die wir Zukunft nennen. Die eurythmische Übung »Ich denke die Rede« bringt im zweiten Teil dann genau das zum Ausdruck, wenn gesprochen wird: »Ich suche mich im Geiste. Ich fühle mich in mir. Ich bin auf dem Wege zum Geiste (zu mir).« Wir leben im Wort und das Wort lebt in uns.

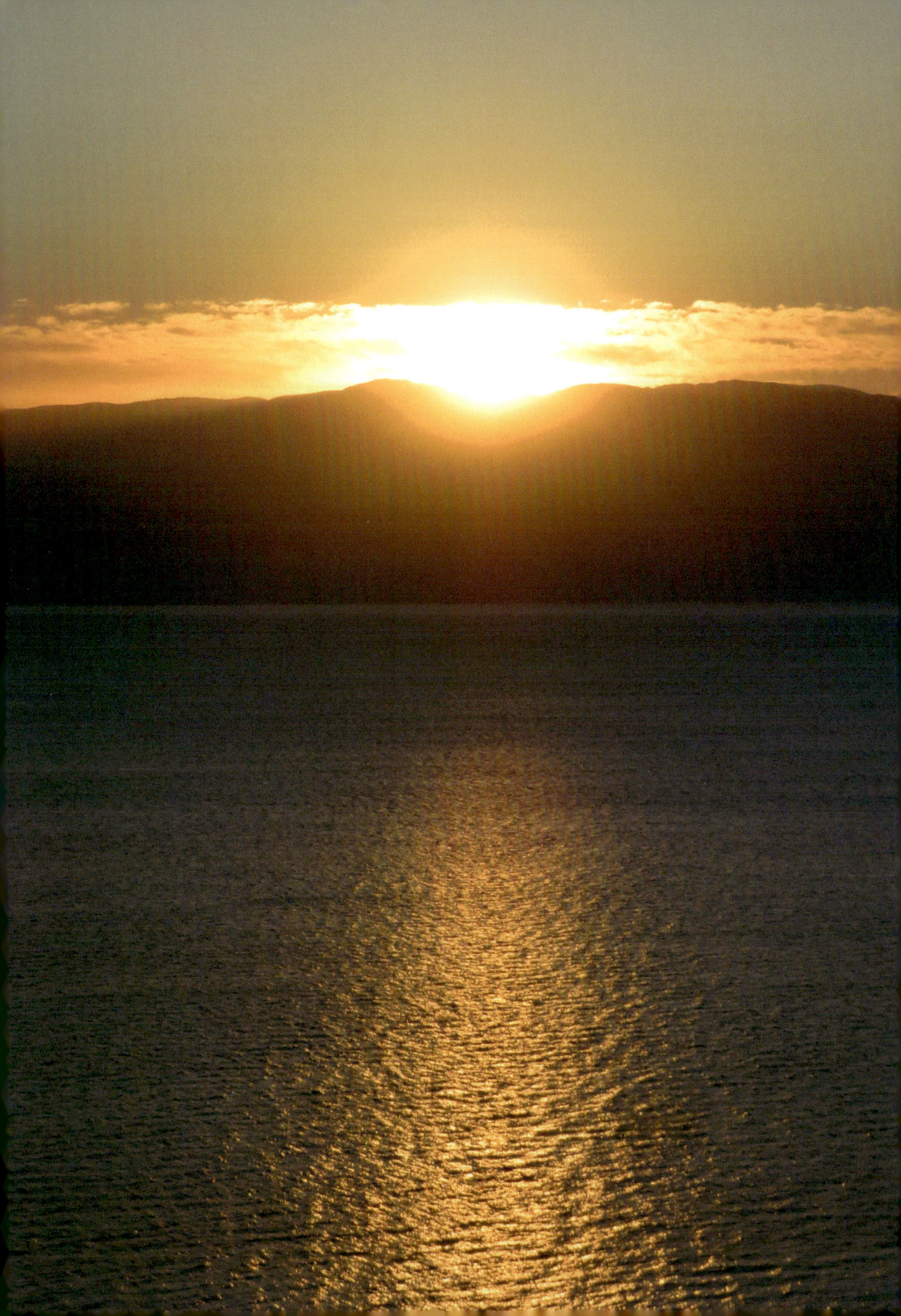

Die gesprochene Sprache ist eines der größten Geheimnisse der Welt. Sie ist jeden Tag der Beweis, dass es eine geistige Welt gibt, die uns mit allem um und in uns verbindet. Sprache ist nicht einfach Information, wenn sie sie auch transportiert. Sie ist auch nicht das allein, was am Ende hörbar aus uns heraus spricht. – Sprache ist das, was uns bewegt; Sprache ist all das, was Sinn-voll in uns erst zur geäußerten Sprache kommen möchte; Sprache ist ein Fluss, in den die Worte sich, wie Strudel in fließender Bewegung, hineinformen und dadurch erkennbar, sinnig, denkbar werden.

In diesem Fluss ist auch sie durchwoben von Zeit. Zeit, die uns aus der Zukunft entgegenkommt, und Zeit, in der wir schwimmen und vorwärts »treiben«. In vielen Gedichten geht der Wortstrom rückwärts, d. h. ich erfasse den Sinn nur, wenn ich ihm entgegengehe und ich mich gezogen fühle von ihm – denn der Strom fließt zum Meer und das Meer empfängt den Fluss; das letzte Wort, der letzte Satz ermöglicht mir, das erste Wort überhaupt zu finden, es »aussprechen« zu können. Die Zukunft ist immer mit anwesend, Zeit wird zum Raum, die Gedanken werden zur Imagination. Deshalb geht es hier auch nicht nur um die Gedichte als das sinnlich hörbare Wort, sondern um die Kraft, die ein Gedicht trägt, um den Raum, in welchem ein Gedicht »wohnt«. Beides kann ich in meinem Herzen immer wieder neu zur Auferstehung bringen und schließe mich damit immer wieder neu an die Quelle des Wortes an. Ich entdecke: Diese Quelle ist mein eigenes Wesen. Dieses Wesen ist weit, offen und unbegrenzt der Zukunft zugewandt. Es hilft, an einer Herzwelt mitzubauen, in der auch alles immer offen ist und die Zukunft werden kann, werden darf – wie anderswo an einer technisch durchdrungenen, abgeschlossenen, berechenbaren Welt gebaut wird.

In diesem Buch sind ganz verschiedene Übungen mit aufgenommen. Zunächst sind es Grundübungen der Eurythmie unter dem Aspekt der Stärkung der Herzenskräfte.

Ein eigenes Kapitel ist der Übung »Ich denke die Rede« gewidmet. In vielfacher Weise habe ich versucht, sie zur Erscheinung zu bringen. Denn es geht hier um eine scheinbar ganz einfache Übung, aber sie in aller Ruhe wirklich zu verstehen, sie fühlend zu erforschen, öffnet für die spirituelle Kraft im Menschen, öffnet für den Strom des Lebens.

Dann sind viele Übungen mit kleinen Herzgedichten entstanden, die zum Teil auch den Charakter von kleinen Übungen haben, aber zum Teil auch stärker mit der eigenen Gestaltungskraft in Berührung bringen. Jedes einzelne dieser Gedichte hat ein bestimmtes Motiv, das mit dem Herzraum zusammenhängt. Dieser dritte Teil bringt auch das Ringen um das Wort nochmals neu in unsere Welt, aus welchem viele Dichterinnen und Dichter des 20. Jahrhunderts gedichtet haben. Mit der Schönheit und Wahrhaftigkeit ihrer Worte haben sie am Abgrund ihrer Zeit bereits an einer Herzwelt zu bauen begonnen.

In einem vierten Teil sind es Übungen mit Sprüchen und Meditationen von Rudolf Steiner, die mit dem Herzen zusammenhängen. Es ist nur ein kleines Fenster zu einer riesigen Welt.

Ein fünfter Teil umfasst die Ich-Bin-Meditationen des Johannes-Evangeliums, die durch die Christus-Worte eine Öffnung in die ätherische Welt möglich machen. Da diese Worte eine Art eurythmische Technik sind, lohnt es sich vielleicht, damit zu beginnen bzw. immer wieder darauf zurückzukommen.

In der Art, wie die Übungen beschrieben und aufgebaut sind, könnte ein Missverständnis entstehen, wenn das alles als gegeben genommen würde. Ich wollte eher auf die Möglichkeiten aufmerksam machen, wie die Empfindung und das Bild des Gedichtes oder Spruches in einer Lautgebärde leben können, wie dieser Weg vom Herzen in eine Gestalt als Prozess gelingen könnte, sodass die Eurythmie sichtbare Sprache – Leben – wird und keine Zeichen gemacht werden müssen, keine Symbolik gemeint ist und nichts aus einem Ganzen fällt. Unsere Vorstellungen, die aus dem Ich geboren werden und die mit dem Empfinden voraustasten, haben die Kraft, den Ätherleib und durch ihn sogar den physischen Leib in eine Bewegung, in eine Form zu bringen. Ich bin hier von meinem eigenen schaffenden Wesen in der Verbindung zur Sprache ausgegangen. Ein anderer Mensch – Sie – werden unabhängig von dem, was im Buch steht, in Ihre schaffende Kraft kommen, und fühlen Sie sich darin frei (darin *ist* der Mensch frei!), Ihre eigene Gestaltung im Zusammenhang mit der Sprache zu finden. In diesem Sinne ist es auch nicht gedacht, dass alle Übungen, alle Gedichte von Ihnen, liebe Leserin, lieber Leser, geübt werden sollen. Es sollte nur eine Fülle von Möglichkeiten gegeben werden, damit Sie Ihre Übung und Ihr Gedicht finden. Vielleicht immer wieder mal ein neues, ein anderes, aber nie zu viele auf einmal. In jeder Hinsicht kann das Buch sowieso auch von hinten nach vorne oder überhaupt einfach irgendwo etwas herausgreifend gelesen werden. In der Welt des Herzens ist die Qualität wichtig, nicht die Quantität; es ist Vertiefung wichtig, nicht Vermehrung; Berührung, nicht Vollständigkeit.

Dennoch musste ich aus pragmatischen Gründen den Fokus bei den verschiedenen Sprüchen und Gedichten anders ausrichten. Bei dem einen wird die Form in einzelne Elemente auseinandergenommen, bei dem andern die Lautgestaltung, bei dem dritten der geistige Strom der Sprache hervorgehoben. Auch hier gibt es keine Vollständigkeit, sondern es wird immer wieder die Frage des lebendigen Vollzugs an Sie gestellt. Wenn sich auf der anderen Seite manche Motive wiederholen, ist der Grund derjenige, dass verschiedene Zusammenhänge das Motiv neu, anders beleuchten, dass eine weitere Dimension sichtbar wird dadurch, dass es da nochmals steht und empfunden werden kann. Doch beides – sowohl der lebendige Vollzug wie auch die vertiefende Wiederholung – gehört zum Lebenselixier des Herzens, und deshalb hoffe ich, dass es so hier stehen darf.

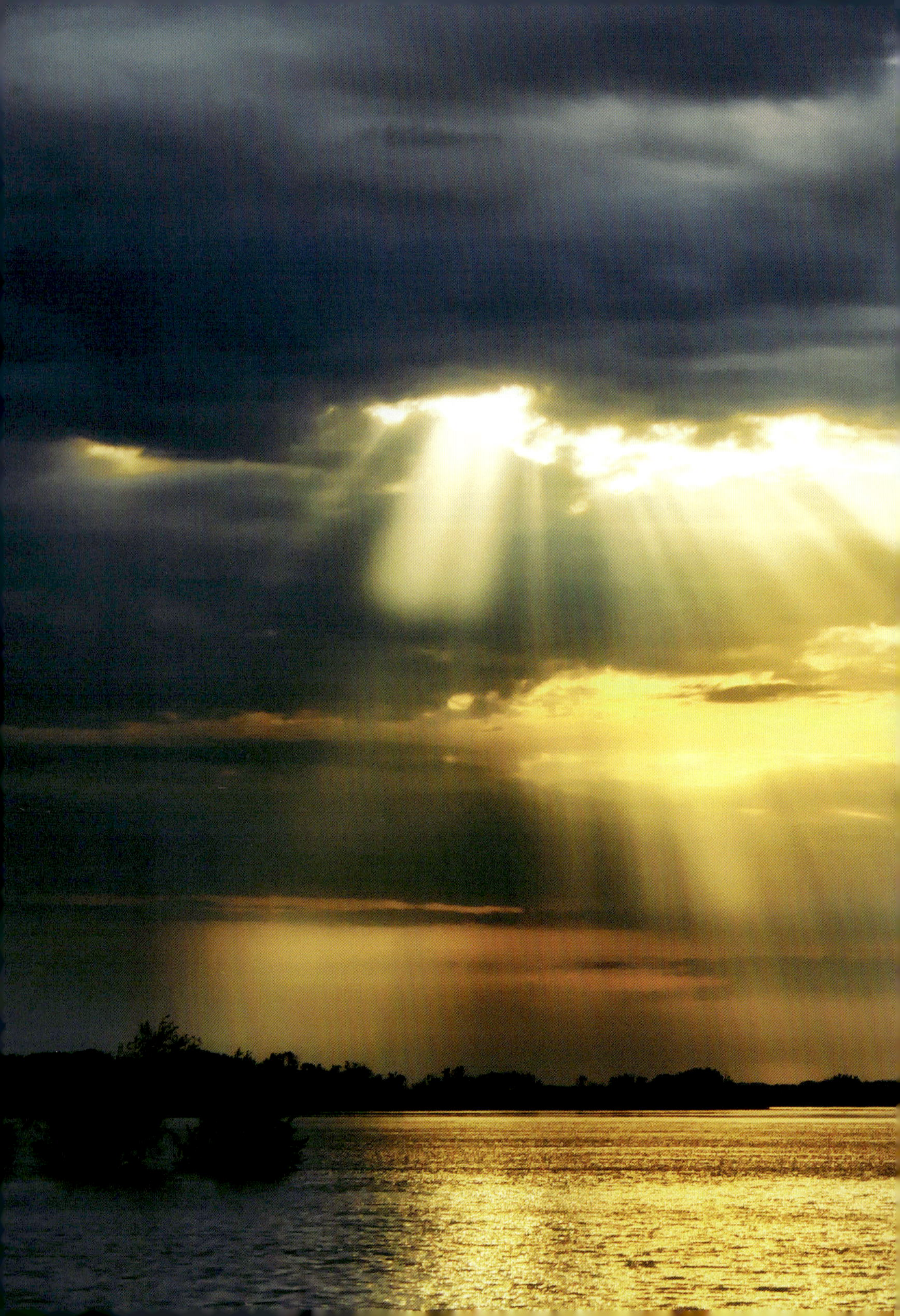

Herzraum – Präludium

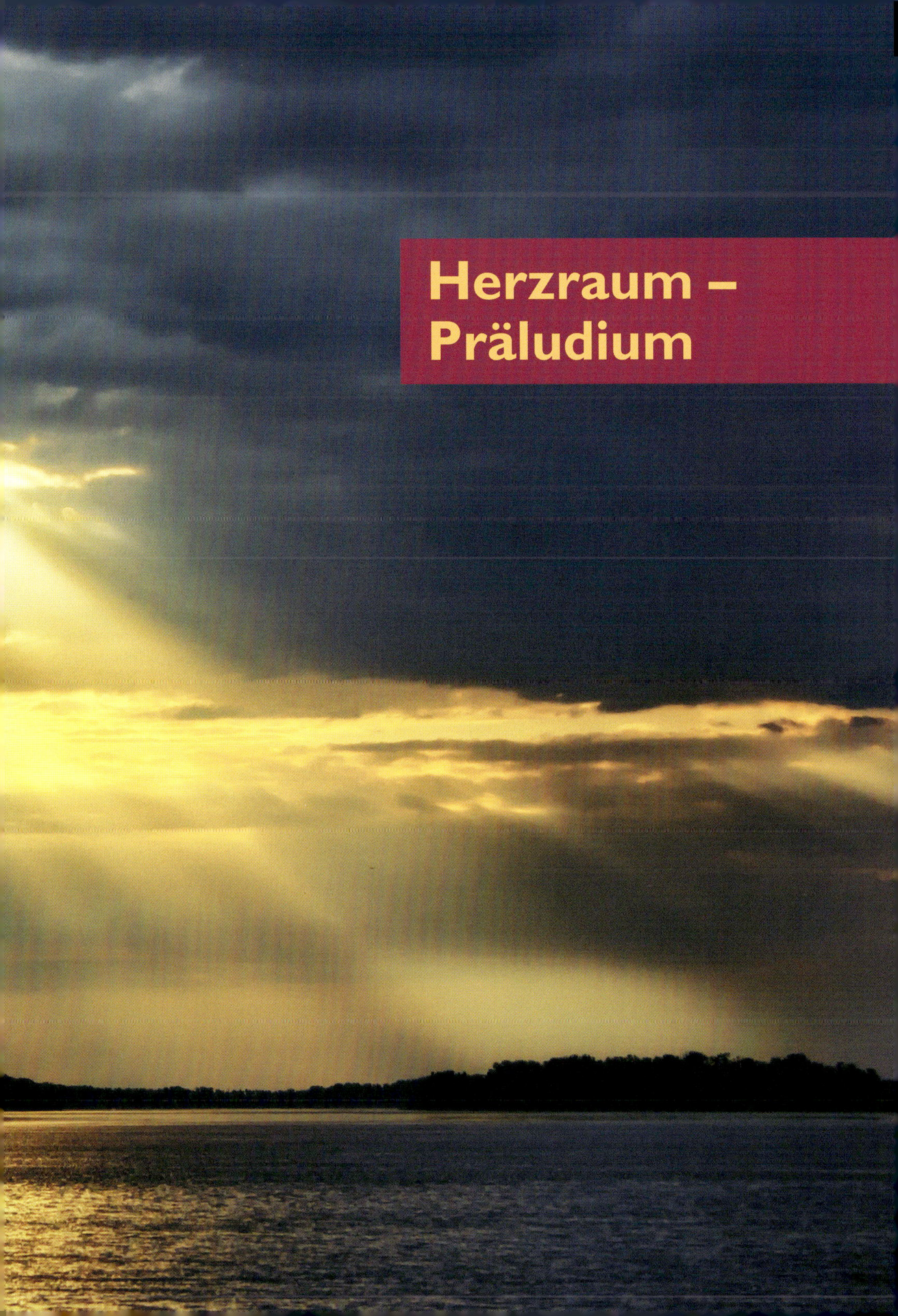

In einer mittelalterlichen Bibel aus dem süddeutschen Raum (heute in der Badischen Landesbibliothek Karlsruhe) ist in einer D-Initialen-Miniatur die Begegnung von Maria und Elisabeth dargestellt, die beide ihr Kind unter dem Herzen tragen. Der Maler hat das Herz der Frauen jedoch geöffnet, sodass die Kinder selbst sichtbar werden. Was er gemalt hat, ist nicht nur die Geschichte der Maria und Elisabeth, die sich begegnen und deren Kinder sich – in Wirklichkeit – im Bauch bewegen, sondern er hat ein eigentliches Herzbild gemalt. Er zeigt uns die Kraft und Fähigkeit des Herzens, er führt uns mit diesem Bild in jenen Bereich, der sich in der Begegnung der beiden Frauen und ihrer Kinder öffnete und der immer wieder neu aufgesucht werden kann.

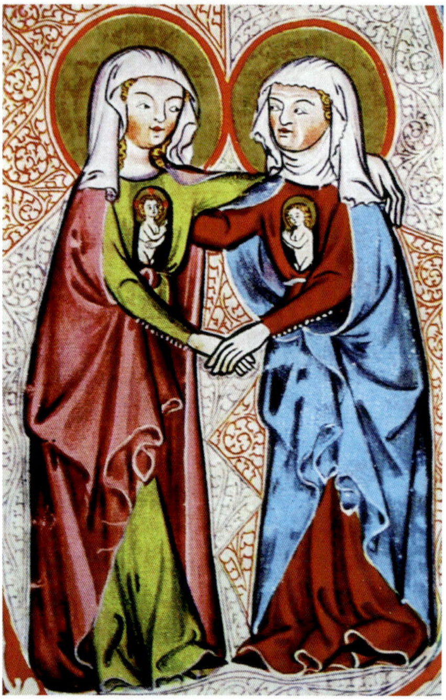

Interessanterweise ist das Bild in ein »D« hineingemalt! Der Laut »D« gehört zum Tierkreiszeichen des Löwen, der dem Herzen zugeordnet ist. Wie auch der Laut »T«. Das »T« steht mit dem TAO, das aus dem chinesischen Kulturkreis stammt und annähernd als »Welturgrund«, das »Ewig-Eine« oder das »Unvergängliche« übersetzt werden kann, am Beginn der Entwicklung; das »D« ist die Fähigkeit, die im Menschen daraus hervorgeht: Er beginnt die Welt zu deuten im »da«, im »dies«, im »du«; er findet sich selbst, indem er die Welt entdeckt. Das ist eine Charakteristik des Herzens: Der Umkreis gehört unmittelbar zum Zentrum dazu. Auch in der Miniatur kommt einem das sofort entgegen: Da sind zwei bzw. sogar vier Wesen in Bezug und Beziehung zueinander. Der eine findet sich durch den andern, der andere deutet auf den einen und auf den Höheren über allen … Aus allem spricht »D« … (siehe auch den hervorgehobenen Text auf Seite 106).

Auch die Farben sprechen symbolisch vom Herzen: Marias Gewand hat die Farben Hellgrün und Rosa, die man dem Herzchakra (siehe Seite 24 f.)

zuordnet, Elisabeth trägt das Bild der symbolischen Farben des sauerstoffreichen und sauerstoffarmen Blutes, die sich im physischen Herzen begegnen. Beide Frauen umarmen sich, sie halten und umfassen sich gegenseitig, sie korrespondieren miteinander wie das physische Organ und das Herzchakra. Haben sie selbst bereits in ihrem Herzen einen offenen Raum, so bilden sie zusammen einen ebensolchen, in der Art, wie sie sich umschließen, indem sie sich gegenseitig bei der Hand fassen. Dieser Raum – der beinahe auch die Form eines Herzens hat! – entsteht, wenn der Wille ihn hält, wenn der Wille schalenbildend trägt. (Man kann sich das Bild auch vorstellen, ohne dass die Hände sich im Vordergrund greifen – es hätte dann eine ganz andere Signatur ...) Auch der Knoten in den Mänteln unterstreicht diese Kraft. Er bündelt sie. Die Kinder schlüpfen geradezu daraus hervor.

In diesem offenen Herzensraum kann das innere Kind lebendig sprechen und kommunizieren. Die hinteren Arme der Mütter in ihrem Ineinander-Gewobensein sind dann wie eine Brücke, sind Sinnbild der Herzenstätigkeit. Die beiden Frauen kommunizieren über diesen Raum und über den Blick, denn ihre Münder sind geschlossen. Aber es ist nicht nur der Blick der Augen, sie schauen auch mit ihrem Herzen. Und ihre Gedanken fließen zueinander, berühren sich, was einem durch die beiden Heiligenscheine, die kreisrund sind, zusammen nun jedoch eine Lemniskate bilden, zum Ausdruck werden kann. Die Lemniskate ist auch gerade so groß, dass sie den Kehlkopfbereich mit umfasst. Die Herzen beginnen Gedanken zu haben[6] – und so sprechen sie miteinander. Sie machen die Fähigkeit sichtbar, die das Herz in seiner Lebendigkeit haben kann.

Diese Lebendigkeit strömt auch nach unten. In wellenden, fließenden Falten, die durch die Raffung des Mantelstoffes im Bereich des Solarplexus entstehen, öffnet sich der Mantel noch einmal und es erscheint wie gespiegelt zur Erde die Farbe, die im Herzbereich des Kleides sichtbar ist. Die Herzkräfte werden so zur Sicherheit, zum tragenden Grund in der Welt.

Die beiden Kinder, das Jesuskind und Johannes, zeigen in ihrer Gestik etwas von diesen Herzenskräften. Johannes macht die Kraft der Anbetung sichtbar, die Kraft der Hingabe an etwas Größeres. Das Christuskind hat in seiner Geste etwas Empfangendes und zugleich etwas Weisendes. Es ist ganz aufgerichtet und weist nach oben – zum Vater, also wiederum auf etwas über ihm. Sie sind beide Schale, aber schaffend Kraft darin. Wie ein Same in der Frucht erscheinen sie auf dem Bild – damit die Herzblüte in unserem Leben aufgehen möge.

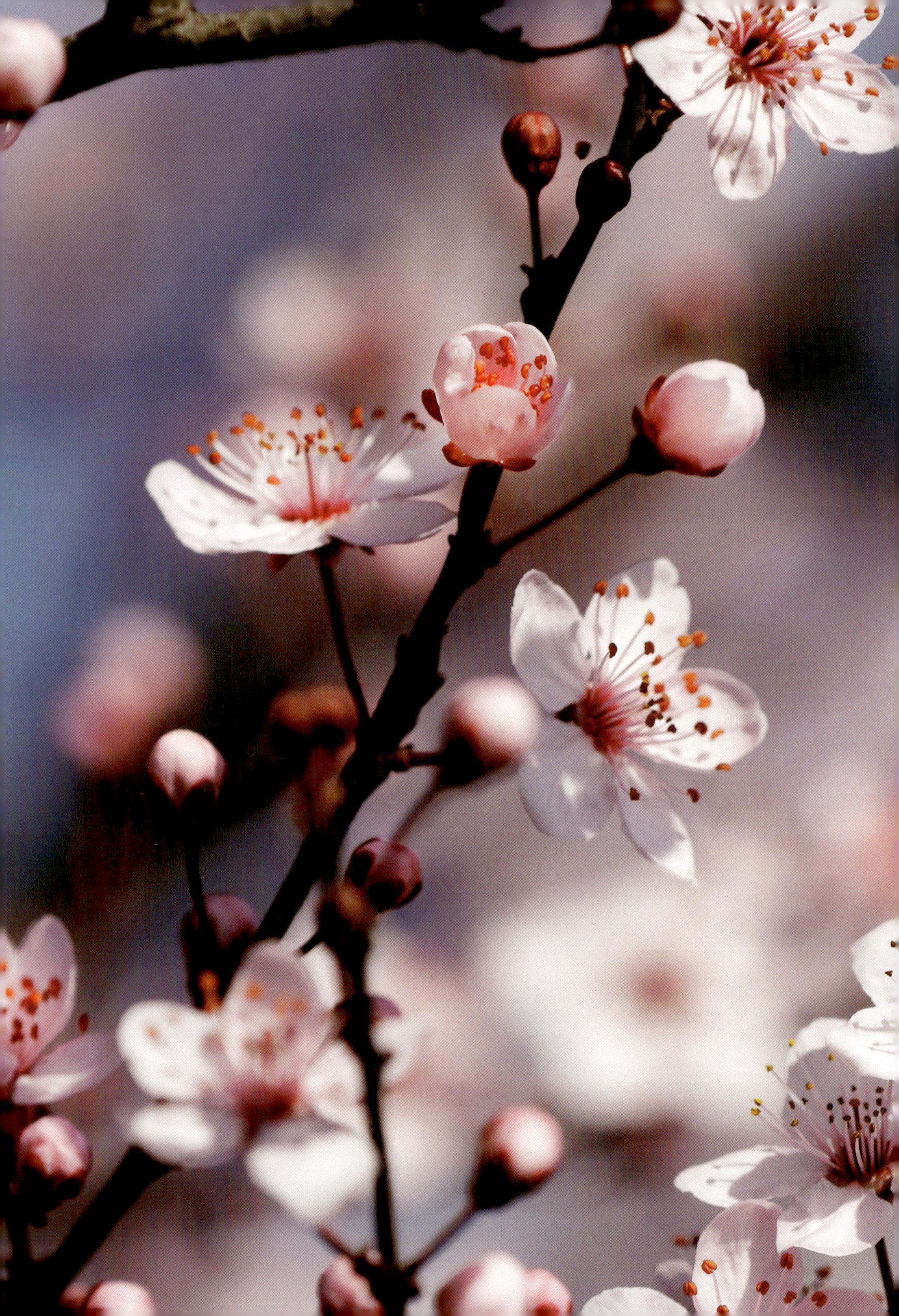

Herzblüten-Übungen

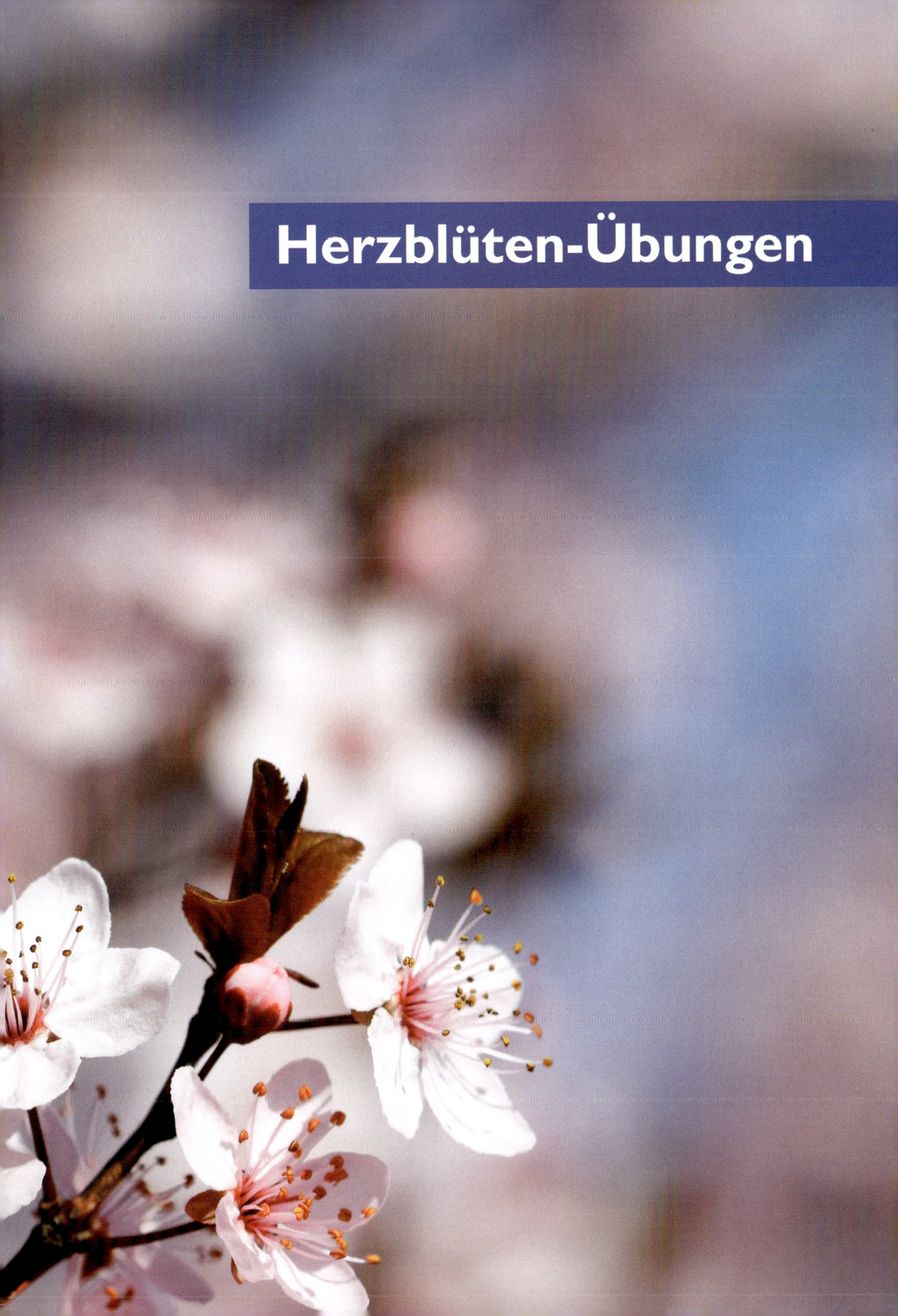

Der Raum des Herzens

Für den Anfang kann es hilfreich sein, einmal den Raum des Herzens auszuloten, ihn zum Klingen zu bringen, ihn wahrzunehmen. Er ist vor Ihnen, oder sogar um Sie, auf Herzhöhe. Sie können ihn »in die Hände nehmen«, ihn zwischen Ihren Händen atmen lassen, ihn betasten, berühren.

In diesem Raum kann man die Blüte des Herzchakras (siehe unten) erleben. Dieses Chakra möchte zwölfblütig werden. Sechs Blütenblätter sind bereits angelegt, die andern sechs werden durch die Arbeit an verschiedenen Eigenschaften entwickelt, zum Schwingen gebracht (siehe auch die Übung »Ich denke die Rede«, Seite 53 ff.). Diese sechs Eigenschaften haben mit unserem Charakter zu tun, durch dessen Veredelung wir uns in einer immer *freieren* Weise mit der Welt verbinden können. Das Herzchakra hat einen kosmischen Bezug. Auch in der Zwölfheit kann man dies erahnen, ist doch die Zwölfheit immer eine Menschheitszahl, die eine kosmische Ordnung in ihrer Ganzheit abbildet, wie es zum Beispiel in den zwölf Stämmen Israels, in den zwölf Jüngern oder den zwölf Steinen und zwölf Toren des Himmlischen Jerusalems bildhaft wird.

Ebenso kann das Ätherherz erlebt werden im Berühren dieses Raumes. Es ist das ätherische Organ des physischen Herzens, welches dieses trägt und nährt. Ein Ätherorgan ist immer größer als das physische Organ, so auch beim Herzen. Das Ätherorgan des Herzens ist in diesen Raum hineinverwoben. Man kann sich aber auch hineinempfinden in den Umraum des Herzens, der aus dem ganzen Blutkreislauf besteht, und dadurch erleben, wie wir im großen Ätherraum des ganzen Herzkosmos *darinnen* sind. Von diesem Herzkosmos ist der Herzraum vor unserer Mitte gleichsam das Zentrum.

Das Ätherherz und das Herzchakra

Das Ätherherz und das Herzchakra sind beide mit unserem physischen Herzen verbunden bzw. umgekehrt. Ersteres ist auf der ätherischen Ebene Träger aller Bewegung. Letzteres hebt sich wie die Blüte einer Pflanze in den Bereich des Seelischen. Das Herzchakra ist ein seelisches Wahrnehmungsorgan, ist ein Chakra von sieben, ist deren Mitte, in welcher die leibbezogene Identität, die durch die unteren drei Chakren getragen wird, in die geistbezogene Identität, die sich durch die oberen drei Chakren entwickelt, übergeht und umgekehrt.

Beide sind auf etwas Größeres hin bezogen. Die Bewegung des Ätherherzens ist immer auch die Bewegung unseres Lebens, unserer Taten, die uns mit der Welt verbinden und durch die wir die Welt erfahren. Das Herzchakra ist, wie die Blüte zur Sonne, auf die ganze Menschheit und ihre Entwicklung hin ausgerichtet und wird durch das Licht des Geistigen gestärkt. Himmel und Erde verbinden sich in uns, verbinden sich im Herzen. Was wie polar erscheint, kann in unserer Mitte ausgeglichen, überwunden und umfasst werden.

Übung

- Fokussieren Sie sich auf Ihren Herzraum, indem Sie in einer äußeren Bewegung eine kleine B-Gebärde darum machen – genau so groß, wie Sie Ihr Ätherherz vor sich erleben (Zeichnung 1).
- Fühlen Sie den Raum, der mit der Gebärde gehalten wird, ohne darin »herumzuwuseln« (denn das mag dieser Raum nicht) – nur offenhalten, stille werden, ihn wahrnehmen ...
- Auch nach hinten gibt es Ihren Herzraum. Wenn Sie die Gebärde nach vorne greifen, erleben Sie, wie Ihre Ätherarme nach hinten dieselbe Gebärde machen können. Durch Ihre Aufmerksamkeit darauf formen sie sich.

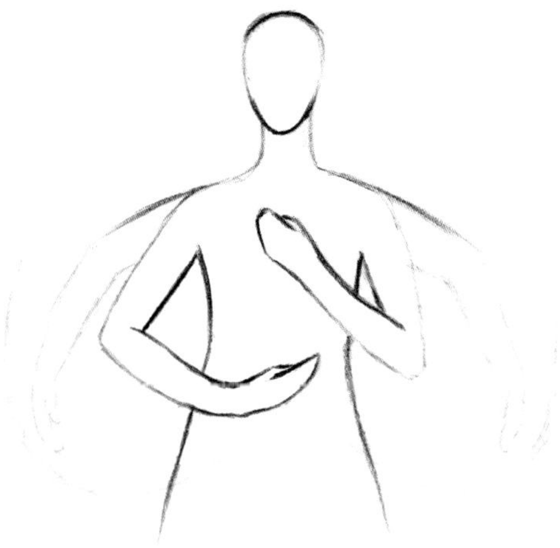

Zeichnung 1

Gibt es etwas, das Ihr Ätherherz braucht?

Schutz? – dann gehen Sie aus dem B so heraus, dass die Hände den Raum nach vorne abschließen, indem sie sich übereinandergelegt berühren und einen kleinen Schild bilden. Fühlen Sie stark die Gebärde selbst, auch die Berührung, halten Sie sich den Raum nach innen (und hinten) offen bis zu dieser Grenze, d.h. gehen Sie von innen an diese Grenze heran und dehnen Sie den Raum von innen bis dahin aus, fühlen Sie aber dann, wie er sich durch die Begrenzung in der Berührung abschließt (Zeichnung 2).

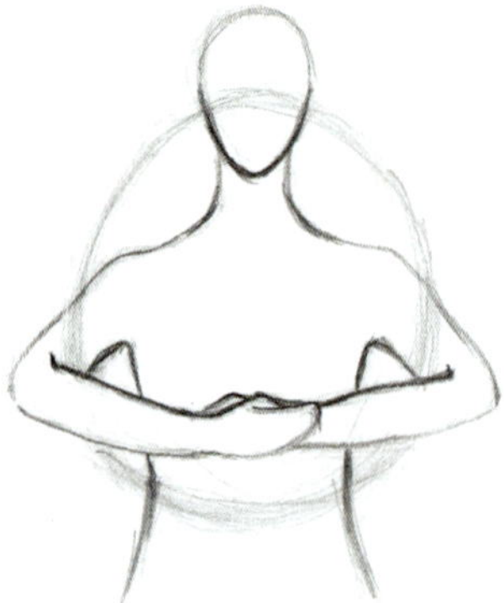

Zeichnung 2

Öffnung? – dann bilden Sie mit Ihren Händen aus der B-Gebärde heraus eine Schale, die sich nach oben öffnet (Zeichnung 3).

Durchatmung? – dann lösen Sie die Hände von der B-Form, bleiben jedoch mit dem Raum verbunden in einer beginnenden sogenannten M-Bewegung:* Gehen Sie mit der einen Hand – alles auf Herzhöhe – ganz zu sich hin und mit der andern ein wenig von sich weg; lassen Sie die

* Jede Bewegung hat ihre eigene Qualität, die erlauscht werden kann. Zuerst kommt die Bewegung und irgendwann spüre ich, wie sich darin das M ausspricht bzw. das M sich diese Bewegung schafft. Wenn man die eurythmische M-Bewegung kennt, hilft es einem, die Bewegung, die hier gemeint ist, zu finden. Es ersetzt jedoch nicht die Aktivität der Empfindung, die jedes Mal neu sein möchte. (Dies gilt für alle im Buch genannten Lautzuordnungen.)

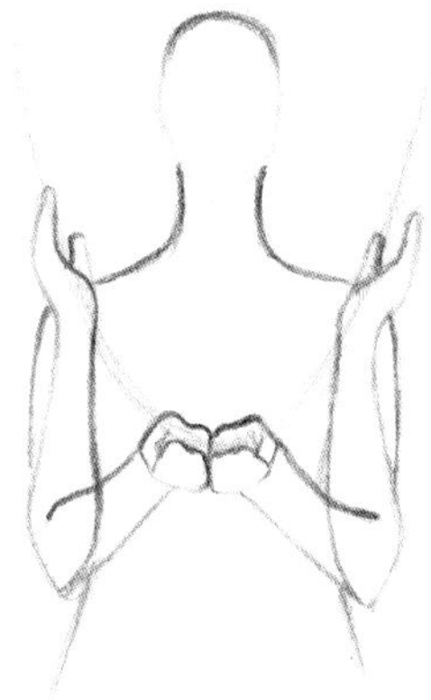

Zeichnung 3

Handflächen zueinander gewandt, jedoch so, dass sie leicht aneinander vorbeischauen, weil die äußere frontal Ihnen zugewandt und die innere frontal nach außen gewendet ist. Dennoch umfassen Sie den Raum immer noch mit Ihren Händen. Nun gehen Sie hindurch, atmen hindurch, fühlen hindurch, indem Sie Ihre Hände aneinander vorbeischieben, den Raum ertasten, wie Zeit in Ihrer Bewegung ist. Eine kleine Länge lang.

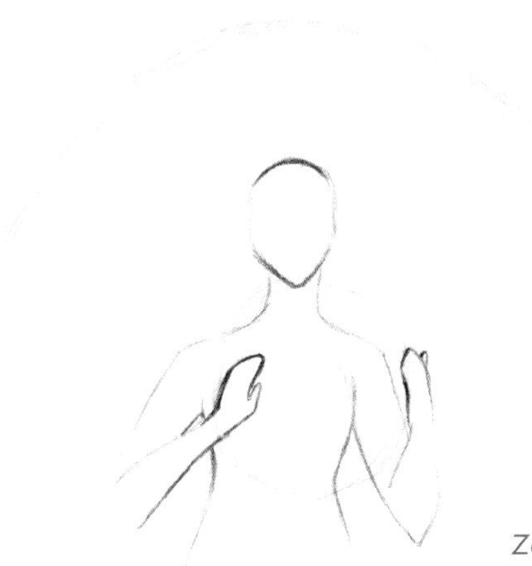

Zeichnung 4

Die M-Bewegung ist physisch im vorderen Raum, beziehen Sie jedoch mit Ihrem fühlenden Bewusstsein auch den hinteren Raum mit ein, sodass die ätherische Bewegung wie durch Sie hindurch geht. Dann innehalten, die Bewegung nachklingen lassen. Dann erst die Hände wenden und erneut den Raum durchatmen ... (Zeichnung 4).

Weitung? – dann werden Sie in Ihren Händen musikalisch, lassen Sie die Gebärde des B von Licht und Klang durchströmen und weiten; beides strömt durch Ihr Herz hinaus und will klingen. Hinausklingen – hineinatmen. Dabei öffnen sich Hände und Arme von der Mitte hinaus und kommen im Einatmen der Bewegung wieder zur Mitte zurück.

Harmonisierung? – wiederum geht es um eine musikalische Bewegung. Lösen Sie die Gebärde des B, indem Sie Ihre Unterarme (die Hände sind dabei nahezu parallel zueinander) wie auf ein Luftkissen legen, das sich nun füllt und wieder weich wird, auf dem Sie sie steigen und sinken lassen. Ihre Unterarme und Hände werden von ihm getragen und in einer unendlichen weichen Welle bewegt, während die Gestalt mitgeht (vor und zurück). Bewegen Sie mit Ihrem Herzen diese innige, strömende Welle mit. Die Welle kommt einmal, zweimal oder vielleicht sogar dreimal, dann lösen sich die Arme, während das Herz sie nachklingen lässt ... (Zeichnung 5).

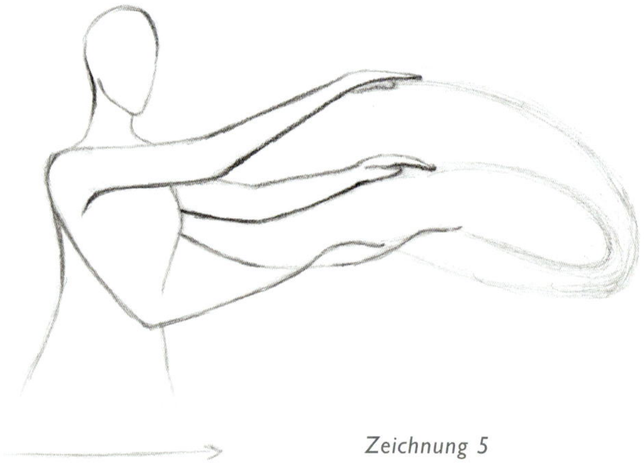

Zeichnung 5

DurchICHung? – dann ziehen Sie die Kraft der B-Gebärde in die Handwurzel, während Sie sich gleichzeitig aufrichten – und wie Sie in den Händen in die Handwurzel Kraft ziehen, so in der Gestalt in das Rückgrat. Bleiben Sie dabei jedoch mit dem Herzraum verbunden. Auch diese Gebärde gibt Schutz, jedoch von innen in einer Art Selbstbehauptung und Kraft (Zeichnung 6).

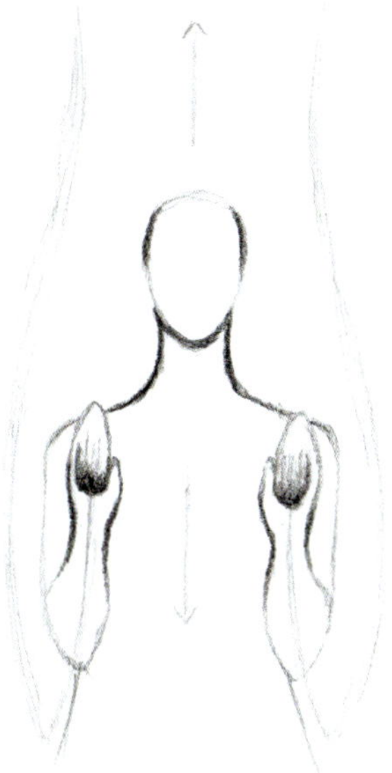

Zeichnung 6

Wenn Ihr Ätherherz etwas anderes von Ihnen braucht, dann spüren Sie dem nach und finden Sie selbst die Gebärde oder Bewegung, die nötig ist. Es ist zum Beispiel möglich, dass dieser Raum mit einem anderen verbunden werden sollte. Tun Sie dies in Ihrer Art. Das Herz weiß immer, wie es geht ...

I-A-O als Herz-Bewegungs-Meditation

In allen meinen Büchern steht auch diese Übung. Es ist sozusagen die eurythmische Urübung. Jeder Mensch sollte sie immer wieder vollziehen – und tut es in seinem Leben wahrscheinlich auch auf irgendeine Weise, wenn auch unbewusst. Es geht darum, sich aufzurichten in die Präsenz des eigenen Wesens, das unsere Biografie gestaltet, sich also mit dem Wesen zu verbinden, das Ich bin. In der Präsenz dieser Aufrichtekraft, die auch als Gegenwärtigkeit wahrgenommen wird, kann dann die Aufmerksamkeit in den Raum der Inkarnation, des mich selbst Empfangens, und in den Raum einer Werdewelt gerichtet werden, in der Ich darin bin. Das sind drei »Zeit-Räume«. Sie sind verbunden mit den Lautkräften von I, A und O.

Grundübung

- I: Stellen Sie sich frei in den Raum und richten Sie sich innerlich so auf, dass Sie sich gut in Ihrem Eigensein erleben in der geraden Wirbelsäule. Die Füße stehen, einander berührend, geschlossen nebeneinander. Dann verlagern Sie das Gewicht minimal nach vorne, sodass Sie erleben, wie der Stirnpunkt und die Ballen der Füße in eine gefühlte Verbindung, in eine Säule miteinander kommen. Achten Sie dabei auf Ihr Herz und lassen Sie den Fokus von Stirn und Ballenpunkten wieder los. Nehmen Sie wahr, wie sich sein Raum öffnet, wie überhaupt eine neue Qualität des Raumes um Sie entsteht, die man vielleicht so beschreiben könnte: Der Raum ist da; Präsenz. Wenn etwas strömt, lassen Sie es zu. ICH BIN.
- A: Mit dieser Säule verlagern Sie das Gewicht so nach hinten, dass Sie gut Ihre Fersen spüren und der Raum hinter Ihrem Nacken und Kopf ganz frei ist – da ist ein weiter Raum hinter Ihnen. Durch die »Schwere«, die nun entsteht, können Sie Ihre Leiblichkeit fühlen, Kraft, die in Sie einzieht, die Sie bildet ... DIE WELT SCHAFFT MICH.
- O: Und was Sie geworden sind, tragen Sie in einen werdenden Raum hinein und gestalten ihn durch Ihr Wesen mit. Verlagern Sie das Gewicht nun nach vorne auf die Fußballen. Dabei gehen Sie einmal durch das Tor des I hindurch und strömen nun sozusagen durch dieses hinaus, ohne sich in Ihrer Präsenz zu verlieren. Das O ist die Hingabe Ihres Wesens an die Welt, mit der Sie im Innersten eins sind. ICH SCHAFFE WELT DURCH MICH.

Dies ist zunächst einfach eine Übung in der Gestalt (Zeichnung 7). Dabei können Sie immer auf Ihr Herz achten. Welche Bewegungen vollzieht es, welche Räume öffnen sich, welcher Strom möchte frei hindurchströmen?

Die Übung macht die Herzkräfte beweglich und flüssig; auch gibt sie eine Grundorientierung im Herzensraum. Ihr Ich wird zur Aktivität aufgerufen.

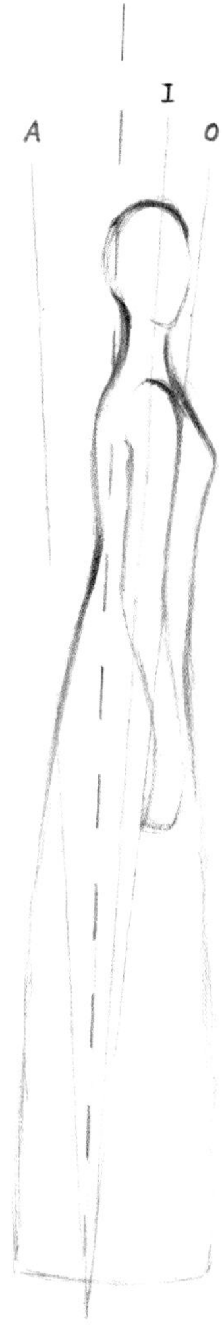

Zeichnung 7

Die Übung mit den Armgebärden dazu

Wenn die Armgebärden hinzugenommen werden, wird der seelischen Komponente stärkere Aufmerksamkeit geschenkt:

- Im I strecken Sie die Arme aus der Herzenssonne heraus, und zwar so, dass sie immer fähig bleiben, zu leuchten und den Lichtstrom Ihrer Wesenspräsenz durch sich hindurchströmen zu lassen. (D. h. Sie strecken die Arme nie ganz durch, weil im gestreckten Muskel der Ätherstrom sich verbrauchen würde.) Sie müssen nichts wollen. Das Licht strömt durch Sie, durch Ihr Herztor, hindurch. DA SEIN (Zeichnung 8).
- Im A bilden Sie mit Ihren Armen einen Winkel nach oben (oder schwieriger: auch nach unten). Der Winkel soll als solcher gefühlt werden. Dies gelingt umso einfacher, als Sie Ihre Arme wirklich strecken und die Wirbelsäule mitempfinden. (Hier darf der Ätherstrom sozusagen verbraucht werden.) STAUNEN UND EMPFANGEN (Zeichnung 9).
- In der Kraft des O werden Ihre Arme hinausgetragen, aber da Sie Ihr eigenes Wesen selbst mit hinaustragen, werden sie rund; sie runden hinaus, bis sie einen geschlossenen Kreis vor Ihrer Mitte bilden. LIEBE UND HINGABE (Zeichnung 10).

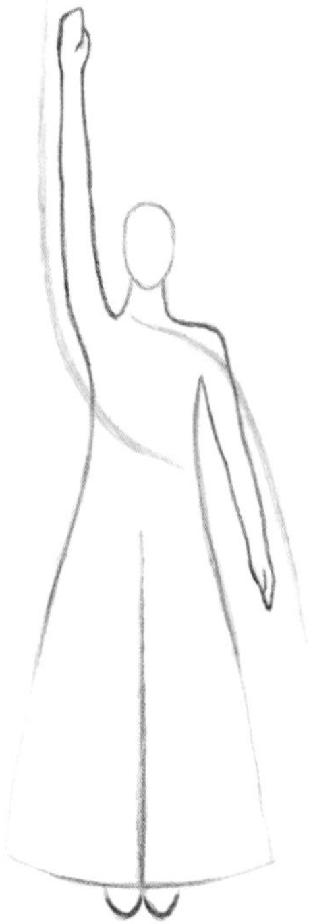

Zeichnung 8

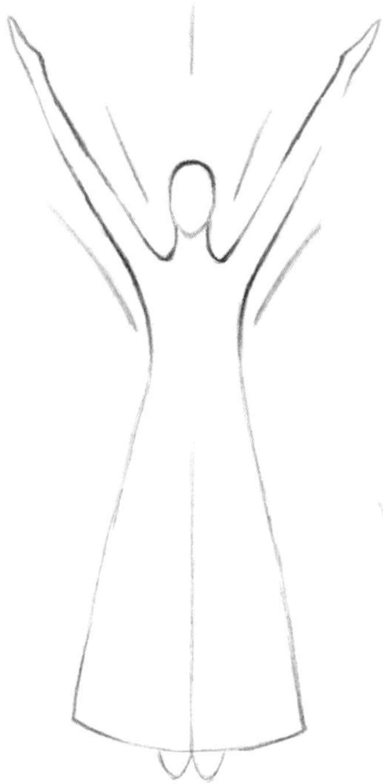

Zeichnung 9

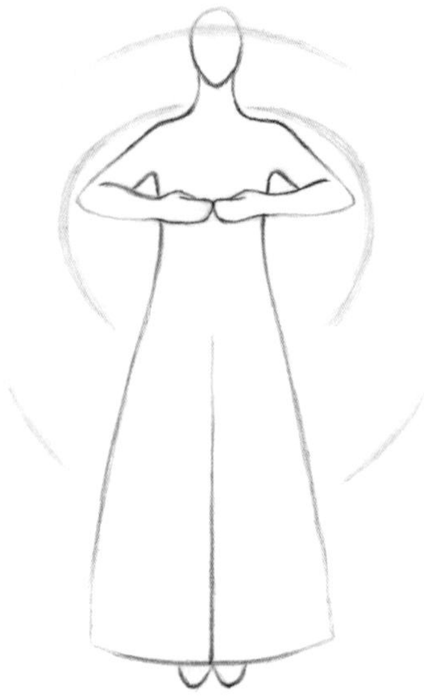

Zeichnung 10

Es gibt verschiedene Gesichtspunkte für das I-A-O.

- Wenn Sie sich bei dieser Übung vor allem auf die eigene tätige Schöpferkraft in den Lauten bzw. der Gestaltung konzentrieren, wirkt I-A-O stark belebend auf die Seele – beispielsweise, wenn diese bei Computerarbeit matt geworden ist. Sie können mit ihr dann Seelengymnastik betreiben, eventuell auch mit Tempo.
- Umgekehrt angelegt, nämlich so, dass Sie das I-A-O ganz aus dem Umraum heraus empfinden – zum Beispiel dann, wenn Sie aus einem inneren Aktivismus herauskommen und die gesundenden Kräfte des Lebens durch sich hindurchfließen lassen möchten –, können Sie sich in allen drei Lauträumen als Säule erleben, in der die ewige Würde Ih-

res Menschseins im Weltganzen erklingt. Das gibt Ihnen eine ruhende Kraft, um, hineingestellt in einen großen Zusammenhang, die eigene Aufgabe zu erfüllen. Das Herz wird an einem größeren Ganzen »ausgerichtet«.

- Eine weitere Dimension kann die Übung bekommen, wenn Sie seelisch in die drei Qualitäten von Staunen, Mitgefühl und Gewissen hineinschwingen. Diese drei Fähigkeiten des Menschen sind für die Zukunft der Erde von himmlischer Bedeutung. Sie stehen im Zusammenhang mit dem Fortwirken des Christusimpulses[7] durch den Menschen. Rudolf Steiner nennt sie den »Sinn der Erdenentwicklung«.[8]
  Hierfür beginnen Sie im I ohne Armgebärde; fokussieren Sie sich dort nur, sozusagen als Einstimmung. Gehen Sie dann ins A mit Gebärde, fühlen Sie im Herzen die Qualität des Staunens. Achten Sie darauf, dass die Augen nicht nach oben schauen, denn nicht die Vorstellung soll »staunen«, sondern Ihr ganzes Wesen durch Ihr Herz hindurch lebt im Staunen, im A. Wiederum fühlend gehen Sie ins O, auch dies mit Armgebärde. Erleben Sie Ihr inneres Hinströmen, die Kraft des Mitgefühls. Gehen Sie schließlich ins I mit Armgebärde, erleben Sie darin die Kraft des Gewissens, des Ich-bin-hier und Ich-stehe-ein für das, was ich erkenne; erleben Sie die Verbindung zu Ihrem eigenen höheren Selbst, durch das Sie sich (aus- und auf-)richten und darin Sie vorwärtszuschreiten vermögen.

Das Herzchakra und das I-A-O

In der Präsenz des I, in der Gegenwart, sind wir in vollkommenem Frieden und ganz bei uns. Präsenz ist ein Zustand des Friedens. Das I ist der Strahl, auf dem alle Chakren wie Perlen aufgereiht sind. Im I sind wir in der Mitte eines jeden Chakras, am direktesten jedoch in der Mitte des Herzchakras. Ein Chakra hat immer zwei Seiten: Es öffnet sich nach hinten, wo es empfangen kann, wo es ernährt wird, und leuchtet nach vorne, wo es gibt, wo es selbst die Welt nährt.

Dieses Verhältnis, diese Kräfte werden auch in der Übung I-A-O zum Klingen gebracht und angeregt. Im I stehen wir Friede voll inmitten der Welt und inmitten von uns. Im A öffnet sich das Herzchakra empfangend in vollkommenem Vertrauen. Im O wird die Welt durch uns beschenkt, das Herzchakra öffnet sich hingebend, ohne sich zu verlieren.

T-IAO – Vom Wort des Himmels zur Ant-Wort aus dir

Wenn Sie das T dieser Übung des I-A-O voraus bewegen, kann etwas dazukommen. T kommt von T-A-O. Im Chinesischen bedeutet Tao »Weg«, im Thailändischen »der Mensch«. Man könnte das zusammengefasst verstehen als: der Weg des Menschen von den Göttern bis dahin, wo er selbst das Göttliche in sich erfasst. Dann antwortet der Mensch auf T-A-O mit I-A-O.

Übung

- T ist eine umfassende Gebärde, die weit in den Umkreis hineinfühlt, und zwar vom Herzen aus: Halten Sie die Handflächen vor Ihrer eigenen Mitte nach vorne, tendenziell voneinander weggewendet, und gehen Sie

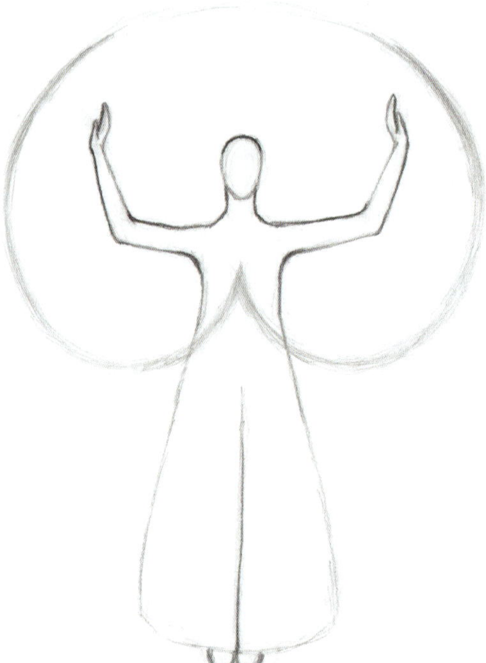

Zeichnung 11

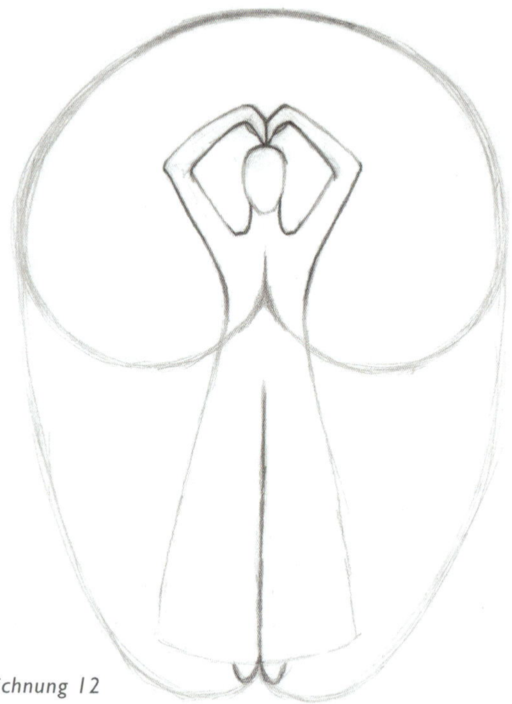

Zeichnung 12

dann mit einer heraustastenden, herausschiebenden, herauskraftenden Bewegung der Arme und Hände nach außen oben (fühlen Sie aber den Raum der Erde »unten«, wie er mitgeht), indem Sie erleben, wie der Herzraum immer lichter und größer wird. Bleiben Sie darin »berührt«, bleiben Sie zentriert (zentriert heißt hier auch: mit der Erde verbunden, nicht von ihr flüchtend; Zeichnung 11).

- Doch dann, mit dem Lichtraum *über* Ihnen in Verbindung, wenden Sie Ihre Hände in dieses Licht hinein, sammeln es und werden zugleich von ihm geführt, sodass dieses Licht zu einer Kuppel über Ihnen wird und *Sie* meint. Berühren Sie mit einem leichten Einschlag Ihr Kronenchakra mit den Fingerspitzen (während Ihre Fingerrücken durch die Bewegung in eine Berührung zueinanderkommen). Dahinein strömt mit großer Harmonie und Liebe ein Tropfen Gotteskraft, ein Tropfen Himmelslicht in Sie (Zeichnung 12).
- Die äußere Bewegung ist dann zu Ende, doch im Innern strömt durch die aufgerichtete Säule der Tropfen ins Herz, in die Herzschale. Und die Herzschale öffnet sich, bis auch Ihre Füße darin stehen.
- Lauschend, die Arme leise, d.h. ohne Bewusstsein hineinströmen zu lassen, lösend, kann nun die Antwort in Ihnen entstehen (kleine Gewichtsverlagerung nach vorne): I.
- Und aus dem I entsteht A, und es entsteht O. Der neue Mensch. Seien Sie die Ant-Wort auf das Wort, das im Urbeginne war.

Bewegung aus der Peripherie

Die Entwicklung des Herzens geschieht durch das Strömen des Blutes im menschlichen Organismus. Aus der Bewegung in der Zeit entsteht ein Organ, das diesen Zeitstrom verinnerlicht und dadurch wahrnimmt. Die Zeit wird zum Raum – das ist das Herz. Darin hält der Fluss der Bewegung für einen Moment inne. In diesem Spiel zwischen Zeit und Raum entsteht Rhythmus.
Auch in einem ausgewachsenen Organismus lebt das Herz aus diesem Prinzip der Bewegung. Es besteht Organautonomie, und die Blutmenge,

die ins rechte Herz strömt, ist die Gesamtmenge allen verbrauchten Blutes der autonomen Organe in der Peripherie. Das ist auch wiederum die Gesamtsumme des Blutes, das links wieder herausströmt. Nicht das Herz bestimmt den Lebensstrom! Die Tätigkeit des Herzens kann man nur verstehen, wenn man es von der Peripherie her erlebt, wenn man vom Leben her denkt!
Die Lebendigkeit des Ätherherzens wird unterstützt, wenn man ihm vom Umkreis her entgegenarbeitet.

Liebe-E

In dieser Übung, die im Stehen ausgeführt wird, kann innerlich die ganze Welt in die Präsenz kommen. Doch das Herz öffnet sich nicht einfach, sondern es wird kräftig, es be-greift die Welt in innerer, schaffender Tätigkeit, in innerer Liebeskraft, die hindurch-hinausströmt und sich dann sammelt und wahrnimmt.

Übung

- Stellen Sie sich, um diese Übung zu machen, aufrecht hin und fühlen Sie die I-Säule, die Kraft des I im Herzen, in der Gestalt. Doch statt dann in die Gebärde des I zu gehen, in einen lichten Strahl, lassen Sie den Strom, der durch Ihre Mitte fließt, in eine große O-Gebärde hineinströmen, die Sie seitlich mit den Händen ansetzen und die (weit) offen bleibt nach vorne (Zeichnung 13).
- In der Gestalt bleibt die Aufrichte, das Licht; auch hinter Ihnen ist Licht. In den Händen und Muskeln der Unterarme ist eine starke Formkraft erlebbar. Die Mitte ist frei, hingegeben, in gewisser Weise beeindruckbar.

Es gibt ein Gedicht von Christian Morgenstern, das beginnt mit »Meine Liebe ist groß / wie die weite Welt, / und nichts ist außer ihr, / wie die Sonne alles / erwärmt, erhellt, / so tut sie der Welt von mir!« – und es endet mit »Meine Liebe ist weit / wie die Seele mein, / alle Dinge ruhen in ihr, / das ganze Weltall / bin ich allein, / und nichts ist außer mir!«[9] In dieser Spanne bewegt sich diese erste Gebärde.

- Um in die sammelnde, wahrnehmende Gebärde des E zu kommen, verlagern Sie das Gewicht ganz leicht wieder zurück, sodass das »I« sich wandelt und in Ihrer Mitte zunächst ein Rückstrom entsteht, der dann gleichsam die Arme zu sich zieht. Folgen Sie dieser Ätherbewegung mit den Händen und kreuzen Sie sie vor Ihrer Mitte, sodass die Knöchel der Hände oder die Unterarme sich physisch berühren. Erleben Sie diese Berührung, d. h. gehen Sie ganz hinein mit Ihrer Empfindung zu diesem Ort des Berührens. Kommen Sie zu sich und lassen Sie in der »Eigenbegegnung« nachklingen, was in der Weite Welt war (Zeichnung 14).
- Lösen Sie dann die Arme, bevor Sie erneut in eine Liebegebärde, wie die erste Gebärde heißt, gehen. Sie können das mehrere Male hintereinander machen. Es kann dann ein Atem entstehen zwischen Weit-Sein und Bei-sich-Sein, zwischen Welt draußen und Welt drinnen.

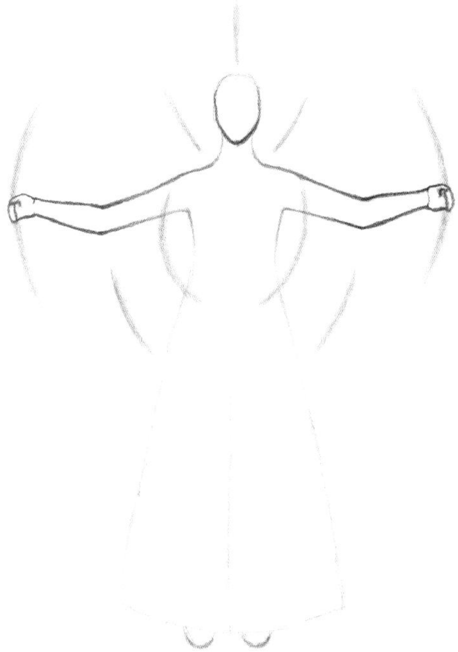

Zeichnung 13

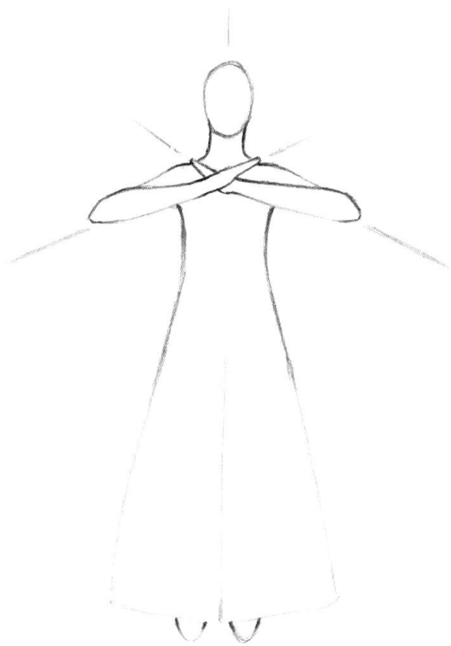

Zeichnung 14

Diese Übung reinigt und stärkt in besonderer Weise den Ätherleib, belebt die ätherischen Herzkräfte und schafft einen Raum, in dem das Ich »wohnen« kann.

A-E-I-O-U – Eine Meditation

Anders als die drei Vokale I A O, die zusammen einen Dreiklang bilden, schaffen die fünf Vokale A E I O U einen Weg, der von den Göttern auf die Erde führt, die menschliche Freiheit aufleuchten lässt und aus dieser den Weg aus den Tiefen wieder hinaufführt, die Erde mit dem Himmel verbindend.

Übung

- Wie im I-A-O verändert sich das Gleichgewicht in der Säule der Aufrichte, vom A zum U jedoch in einem *direkten* Strom von hinten nach vorne. So beginnt es im A, weit hinten, im Fuß die Fersen erlebend. Führen Sie gegen die natürliche Schwere dieser Haltung die Arme – dieser Schwere *entgegen* – in einem Winkel nach oben. Erleben Sie den Hinterraum. Ein Götterhimmel wird empfangen. Ein weiter Weg liegt vor Ihnen und die Götter weisen ihn.
- Das E, eine Kreuzung der Arme – wie zwei Lichtstrahlen – vor der Mitte, bringen Sie in die aufrechte Haltung, die wir aus dem Alltag kennen, wo wir uns durch die Wirbelsäule aufrichten. Dieser Übergang vom A zum E kann wie ein kleiner Fall aus dem Himmel erlebt werden, aber er bringt auch Eigenständigkeit und grenzt ab, sodass Freiheit möglich wird.
- Diese Freiheit bringt die Haltung des I. Nun stehen Sie wirklich in der Mitte, die Aufrichtekraft geht durch Ihren Herzraum, Sie stehen in einem völligen Gleichgewicht zwischen vorne und hinten, zwischen oben und unten, zwischen rechts und links, zwischen Schwere und Licht, zwischen Innen und Außen.
- Aus diesem I kann nun Liebe strömen im O, Hingabe an die Welt aus innerer Freiheit, das eigene göttliche Wesen wird nun schöpferisch tätig.

- Das U können Sie von unten nach oben führen. Die Arme sind parallel, die Beine stehen geschlossen, ebenso parallel. Wenn Sie die Festigkeit in den Beinen fühlen und die Arme nach oben führen, entsteht eine wirkliche Verbindung von unten nach oben, der Erde mit dem Himmel, und dann – dazwischen stehend in der Säule des U – wird der Mensch, werden Sie, eine Leiter, eine vertikale Brücke zwischen den Tiefen und den Höhen der Welt.
- Dieser Weg vom A zum U ist eine Meditation, die sich durch die Bewegung immer mehr vertiefen kann. Sie können sie weiter auch mit einem Fünfstern im Raum verbinden. Der erste Weg mit dem A führt aus dem Licht in die Tiefe, vom Kopf in den rechten Fuß des Sterns. Der zweite Weg schafft einen Winkel dazu und setzt sich ab, führt zur Mitte mit dem E (linke Hand des Sterns). Der dritte Weg geht mitten hindurch, durch die Mitte, mit dem I (zur rechten Hand Sterns). Der vierte Weg führt aus dem Herzen »hinunter, hinaus« zur Welt mit dem O (zum linken Fuß des Sterns). Und der letzte Weg geht durch alle Schichten hindurch und verbindet mit dem U die Tiefe mit dem Licht des Kopfpunktes.

A-E-I-O-U – Kommunikationsräume des Herzens

Die fünf Hauptvokale sind eine Meditation des Menschheitsweges, der individuellen Biografie, eines Tages mit seiner »Inkarnation« morgens und dem Hineintragen des geistigen Impulses aus der Nacht, aber auch Räume, durch die wir kommunizieren. Auf diese Räume aufmerksam zu werden, kann uns zu Bewusstsein bringen, wie wir immer mit dem Herzen sprechen und wie wir ganz aktiv diesen Herzraum für die Kommunikation ergreifen können.

Übung

Sie besteht darin, für Sie diese Räume auszuloten, sie zu erleben und mit der Zeit ohne Armgebärde ätherisch im Herzraum zu realisieren. Wenn Sie darin beweglich und wahrnehmend sind, können Sie die Übung in Ihr Leben mit anderen Menschen hineinnehmen.

- Im A »spricht« das Herz hörend, lauschend, empfangend. Wenn Sie die Aufmerksamkeit auf den hinteren Raum lenken im A, können Sie den Inspirationsraum erleben für das geistige Wort, für das, was Ihr höheres Selbst zu Ihnen spricht oder was durch Sie in die Welt kommen möchte. Wenn Sie in einem Gespräch mit einem Menschen sind und in die Haltung des A gehen, also die Aufmerksamkeit auf das Gegenüber haben, hören Sie, was er spricht, wie er sich ausspricht oder wie sich etwas ausspricht. In der Aktivität Ihrer Offenheit wird es Sie nicht überwältigen, wie es in einem unbewussten A-Zustand geschehen könnte, sondern Sie berühren, Sie bewegen, Sie mit-empfinden lassen, was Sie hören. Es kann so tief sein, dieses Aufnehmen dessen, was der andere sagt, dass dadurch ein Raum entsteht, in dem der andere sich vielleicht erst selber begreift.

- Im E sind wir ganz wach, aber auch deutlich im Gegenüber zu einem anderen Menschen. Ich bin bei mir, bilde eine Grenze zu anderen. Wenn Sie die E-Gebärde bilden, auch innerlich in diese Kreuzung hineinfühlen, wird die Grenze schärfer. Wenn Sie aber die Berührung im Kreuzungspunkt erleben, wird das Herz so darauf antworten, dass es zwei verschiedene Richtungen, Polaritäten oder Ansichten, verbindet. Der Herzraum des E führt Gegensätze zusammen, um sie als Gegensätze *nebeneinander* in Harmonie zu bringen, oder trennt die eine Welt von der anderen. Beides ist als Fähigkeit notwendig.

- Der I-Raum des Herzens schafft eine Stimmung des Einverständnisses und kann Konflikte ohne Kampf und Aggression befrieden. Gehen Sie in ein inneres I als Haltung, wird sich der soziale Raum so verändern, dass jeder in seiner Würde »gesehen« und zu sich kommen wird, weil Sie in Freiheit bei sich sind.

- Im O sind Sie hingegeben an den anderen Menschen, an einen Gedanken, der ausgesprochen wird oder den Sie innerlich erleben. Im O werden Sie »ganz Ohr«, das aber auch schon Sprache ist. Lesend könnte das O gleich dem A erscheinen. Doch wenn Sie die Vokale bewegen, wird deutlich, wie Sie in der Haltung des A aufnehmen, staunen, empfangen – und wie Sie in der Haltung des O aktiv, mit hervorbringend tätig, schöpferisch sind.

- Der Herzraum des U schließlich bringt Sie ganz in Verbindung mit Ihrer inneren Ruhe, aber er kann durch diese erlebte Ruhe auch einen Standpunkt bilden, durch den Sie sich festigen können, der Ihnen die Sicherheit der Anbindung an Ihre Wesenskraft gibt.

B – Dein Engel behütet dich

Dies ist eine wunderbare Übung, die hilft, den eigenen Engel wahrzunehmen, seine Anwesenheit zu spüren, sich mit ihm zu verbinden und Vertrauen in die Führung Ihres Lebens zu finden. Es ist keine direkte Herzübung, aber genau das ist wesentlich. Denn das Herz ist keine Pumpe, aus dem wir Leben herauspressen, sondern ein Raum, der umso lebendiger und freier wird, als wir uns aus dem Umkreis halten und tragen.

Übung

- Stehen Sie frei im Raum. Greifen Sie mit Ihren Händen weit in den Hinterraum, eventuell auch über unten hinten – so wie Sie besser in die Wahrnehmung des Lichtraumes hinter Ihnen kommen –, und bilden Sie über Ihre weit ausgebreiteten Arme nach vorne kommend und in diesem Strom einen Schritt mitbewegend eine Hülle, ein B. Umarmen Sie gleichsam sich selbst in dieser Gebärde. Sie ist Ihr Engel-B. (Die Form der B-Gebärde lässt vorne innen Raum und erzeugt dadurch eine leichte Muskelspannung in den Armen. Bei die-

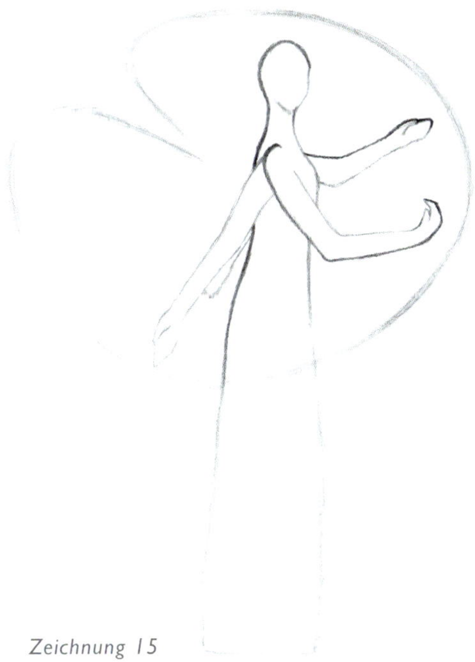

Zeichnung 15

ser B-Übung ist jedoch das Gefühl der Außenseite der Arme und des Rückens wichtig. Zeichnung 15).

- Konzentrieren Sie sich auf den Außen- und Hinterraum. Durch diese Übung wird er heller, offener. Dennoch sind Sie ganz bei sich. (Sie können die Gebärde langsam lösen.) Ein offener Hinterraum, in welchem Sie die Präsenz Ihrer geistigen Führung fühlen, schenkt Vertrauen ins Leben, lässt Sie Ihr Leben neu sehen, es immer wieder neu bejahen.
- Diese Gebärde können Sie mehrere Male wiederholen, doch immer mit Achtsamkeit, immer mit der Einladung auch, Ihr Engel möge sich Ihnen in seiner Anwesenheit zeigen.

Die Sprache des Herzens in Verbindung mit Ihrem höheren Selbst

- Diese Übung braucht ein wenig Raum zwischen hinten und vorne. Es reichen jedoch vier bis fünf Schritte. Sie ist eine sehr schöne Einstimmung in den Tag oder in die Nacht hinein. Wiederum geht es um den hinteren Raum. Erleben Sie ihn nun so, als wären Sie selber dieser hintere Raum – Sie, in Ihrer ganzen geistigen Größe, Sie, in Verbindung mit Ihrem Engel, Sie, in Ihrem Licht. Dafür ist es wichtig, dass Sie aufrecht stehen und aus der Mitte tief in die Erde wie zugleich weit in den Himmel fühlen. Ihre Mitte ist sozusagen in den Raum um Sie hinein ausgebreitet. Sie können auch mit einer weiten Armgebärde nach oben hinten in diesen Raum hineinfühlen.
- Wenn Sie die Kraft fühlen, die da um Sie ist und die Sie selber sind in diesem Raum, ergreifen Sie sie und machen Sie nun, den Raum mit sich strömen lassend, ein paar Schritte nach vorne. Lassen Sie dabei den ganzen Himmelsstrom hinten zwischen den Schulterblättern durch das Herztor hinein- und hindurchgehen und erleben Sie, wie er durch Sie hindurch in die Welt »spricht«. (Die Arme begleiten diesen Strom von der Weite hinten oben, durch die Mitte hindurch nach vorne.)
- Dies ist der Weg, den wir ins Leben machen und den wir jeden Morgen wieder gehen. Unser geistiges Wesen ist in der Nacht, auch in der Weltenmitternacht zwischen Tod und einer neuen Geburt, ausgebrei-

tet, kosmisch, weit. Nun können Sie in diese Weite hineinstehen, denn sie ist auch da, wenn wir sogenannt wach sind (am Tag) und mit unserem Bewusstsein, unserem Fühlen, diesen Raum begreifen und von ihm ergriffen werden. Auf diesem Weg nach vorne, um den es in dieser Übung geht – und auf dem Weg nach hinten in umgekehrter Art –, wird nun diese Weite wie eingesogen in den Leib, aber so, dass Ihr Bewusstsein nicht in einen Tiefschlaf versinkt im Leib und im Leben des Alltags, sondern so, dass das Bewusstsein, die Weite, das Licht, die Kraft, das Schöpferische, die Göttlichkeit Ihres Wesens auch in der Tagesverfassung Ihres Seins anwesend sein kann und Sie das Herz zu einem Organ bilden, das den geistigen Raum offenhalten kann im Wachen – und damit erst wirklich wach sind. Sie werden »kleiner« auf dem Weg nach vorne, denn Sie gehen in Ihre Leiblichkeit hinein, inkarnieren. Aber im Herzen bleibt der Himmel offen, und dann wird die Welt reich. Rose Ausländer hat diese Freude des offenen Herzens im Leben auf der Erde so ausgedrückt:[10]

Preisen
die Erde
und ihre unaufhörlichen Wunder

Sonne Mond Gestirne
und was dahinter
dichtet

Die Menschenbrüder
aufnehmen
im Herzgefäß
unsere winzige Ewigkeit

- Sie können den Weg auch wieder zurück gehen, wieder durch das Herz hindurch, hinten die Flügel öffnend, in sich selber hineinwachsend. Hier ist es wichtig, wiederum nicht zu vergessen, auch nach unten zu wachsen, auch wenn die Arme den Strom nach oben hinten begleiten!

Morgens ist es gut, die Übung mit einem Weg nach vorne zu beenden. Abends ist es sehr schön, sie mit einem Weg nach hinten abzuschließen.

Dem Kommenden entgegenschreiten

Dies ist wiederum eine äußerlich ganz kleine Übung, doch hilft sie in ihrer meditativen Qualität, Sie für den Zukunftsraum zu öffnen. Wir alle wollen Zukunft – doch das Wunder besteht darin, dass wir gewahr werden: Die Zukunft will auch uns! Wie können Sie mit der Zukunft zusammenfinden?

Dies ist wiederum eine Frage an das Herz. Ihr Kopf kann Zukunft vorstellen. Ihre Füße können der Zukunft entgegengehen. Ihre Mitte kann sich der Zukunft öffnen. Und indem sie das tut, ermöglicht die Zukunft zugleich den Herzraum. Man könnte sagen: Das Herz und die Zukunft sind eins, oder anders formuliert: Im Herzen sind Sie eins mit der Zukunft. Der Raum, den Sie im Herzen öffnen können, ist immer ein Ewigkeitsraum, aus dem die Zukunft zu Ihnen strömt. Selbst wenn Sie im Herzen etwas bewegend erinnern, erinnern Sie es aus der Perspektive Ihres höheren Selbst, das darauf schaut, was werden will, was gewollt worden ist zu einem bestimmten Zeitpunkt, bei einem bestimmten Ereignis.

Übung

- Richten Sie sich in das I auf, wie es in der Übung I-A-O (siehe Seite 29 ff.) beschrieben wurde, stehen Sie jedoch zu Beginn in einem leicht offenen Schritt. Verbinden Sie sich mit dem sich öffnenden Raum vor Ihnen bzw. nehmen Sie wahr, dass er da ist und Sie aufnimmt, Sie empfangen möchte. Machen Sie nun einen Schritt in ihn hinein, d. h. lösen Sie den hinteren Fuß gleichsam leise vom Boden und gehen Sie *mit Ihrem ganzen Wesen* – durch die Zeit hindurch! – in den vorderen Raum hinein, fühlen Sie sich von ihm angezogen. Das bedeutet: Nicht Ihre Füße tragen Sie weiter, sondern durch die Präsenz in Ihrem Herzraum sind Sie getragen (denn da ist Zeit).
  Wenn Sie einen Schritt gegangen sind, ziehen Sie den hinteren Fuß wieder an und erleben: Ich bin eins mit diesem Raum, in den ich hineingegangen bin. Ich bin dieser Raum. Ich bin eins mit meiner Zukunft. Ich bin.

Wie ein Widerspruch kann es einem vorkommen, dass die Zukunft in der Gegenwart endet. Aber genau das tut sie. Sie fließt aus der Ewigkeit zu uns und stirbt in uns hinein, indem wir den nächsten Schritt ihr entgegen machen.

Sie lebt in uns weiter, wenn wir weitergehen. Und ihr Raum entsteht immer wieder neu in uns, wenn wir uns ihr öffnen.

Der Wolkendurchleuchter – Durch das Herztor hindurch

»Der Wolkendurchleuchter« ist eine der schönsten Eurythmie-Meditationen, die ich kenne. Sie kann in vielen verschiedenen Arten durchgeführt werden. Hier ist eine Möglichkeit beschrieben, die das Herz in seinem Sonnenwesen anspricht und belebt.

»Der Wolkendurchleuchter« ist eine Übung aus der Anfangszeit der Eurythmie. Der Spruch war der erste Text, den Rudolf Steiner spezifisch für die Eurythmie gab.[11] Er lautet:

Der Wolkendurchleuchter:
Er durchleuchte,
er durchsonne,
er durchglühe,
er durchwärme
auch mich.[12]

Übung

- Die erste Zeile wird mit O – U – Eu lautiert, und zwar O oben, U nach unten führend, Eu aus der Mitte aufklingen lassend. In dieser Gebärdenfolge geht ein Kraftstrom von oben gegriffen nach unten, der dann gleichsam aufersteht und sich aus der Mitte ausspricht. Er ist objektiv und groß, und Sie selbst sind wie ein Sprachorgan für den Wolkendurchleuchter.

- Diese Art der Bewegung wird in jedem »er«, das nun folgt, erneut gefühlt. Über die Weite, den Umkreis, geht die Bewegung in die Kreuzung der Arme über dem Kopf: E. Und *in* der Bewegung nehmen Sie gleichzeitig den Umkreis, die Weite als Substanz, die da ist, wahr. Wenn Sie Platz haben, schwingen Sie in der Armbewegung auch im Raum über hinten einen Bogen. Gehen Sie durch »Hinterraum-Substanz« hindurch, leben Sie darin.

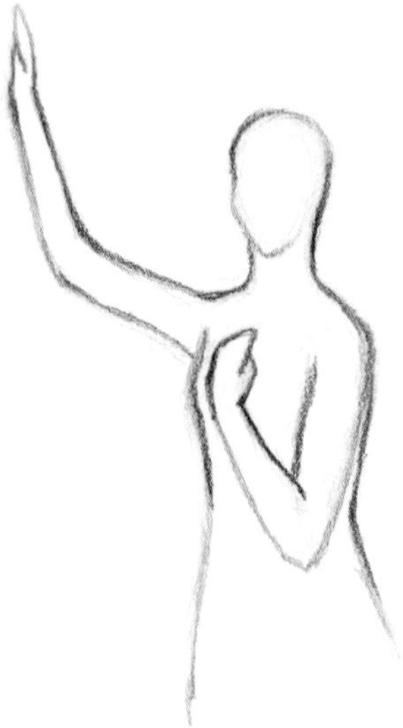

Zeichnung 16

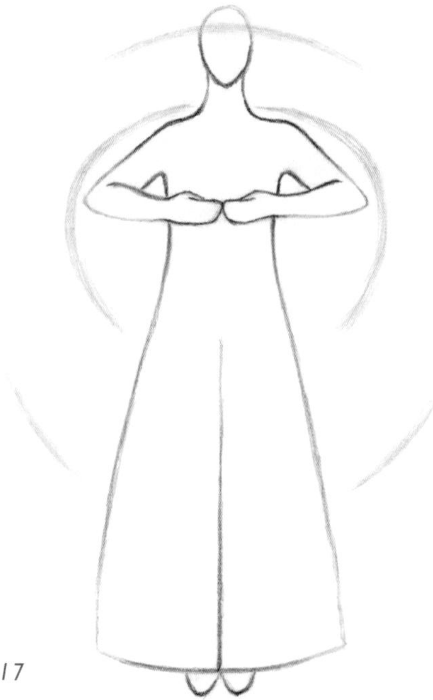

Zeichnung 17

- Dann führen Sie dies alles – wiederum in einem U – hinunter und vor allem durch Ihre ganze Gestalt hindurch bis zu Ihren Füßen, Ihrem Grund, sodass Sie wie eine klingende Säule von oben, wie auch von hinten, durchtönt werden. Lassen Sie den Strom in die Erde hinein los. Gleichzeitig öffnen Sie Ihr Herz, sodass ein neuer Strom, der wie von unten aufersteht, nun aus Ihnen, aus Ihrem Herzen, herausklingen kann. Nun ist der Vokal nicht mehr groß und objektiv, sondern persönlich-objektiv, innig durchdrungen von Ihnen und doch göttlich frei: eu – o – ü – ä (siehe die Zeichnungen 16 bis 19). *Bewegen* Sie in die Vokal-Gestalt hinein und achten Sie darauf, dass der Bewegungsstrom in der Form der Gebärde nicht stirbt, sondern durch Ihr Herz hindurch *spricht*.

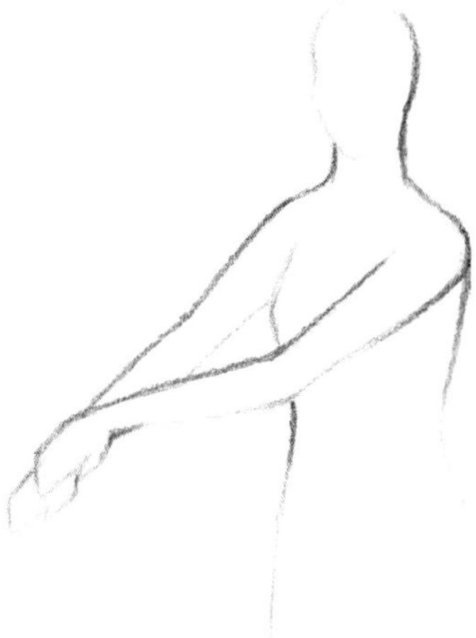

Zeichnung 18

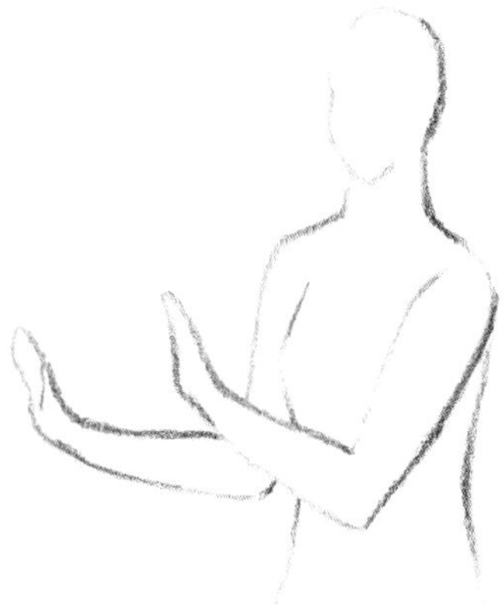

Zeichnung 19

- Vier Mal klingt dieses Leuchtewort durch Sie in die Welt. Dann wenden Sie die Hände nach dem »durchwärme« zu sich, führen sie in einer kleinen Au-Gebärde zu Ihrem Herzen wie ein Gebet (Zeichnung 20) und richten sich darin im I auf.
- Achten Sie auf den Nachklang. Erleben Sie, was dieser Spruch in Ihnen freilegt und was er in Ihnen zum Tönen bringt.

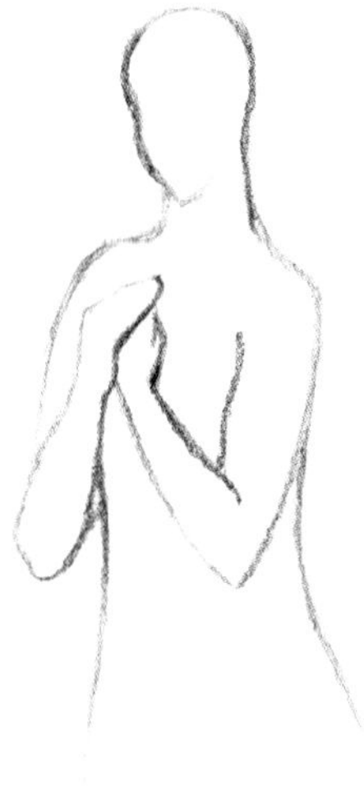

Zeichnung 20

Halleluja – Friedenskraft auf Erden

Auch das sogenannte »Halleluja« gehört zu den Grundübungen der Eurythmie und war das erste Wort, das als Ganzes eurythmisiert wurde. Übersetzt heißt es »lobet Gott«. Durch die Eurythmie aber kann eine noch viel tiefere Übersetzung gefunden werden, denn die Wort-Meditation führt einen durch einen Prozess hindurch, der zum eigenen Göttlichen in uns führt.

Übung

- Öffnen Sie im H einen Raum; wenn Sie den Hinterraum mitempfinden, wird es ein göttlicher Raum sein. Dieser Raum hält sich in der Offenheit. Fühlen Sie mit dem A in ihn hinein, strukturieren Sie ihn, machen Sie ihn klar, im Sinne von »erkennbar«. Staunen erfüllt das Herz.

  Das H als Bewegung ins A hinein: Ballen Sie die Arme und Hände vor Ihrer Mitte; im Ballen entsteht eine leichte Spannkraft in Armen und Schultergürtel. Die eigentliche H-Bewegung vollziehen Sie in dem Moment, in dem Sie diese Spannung mit einem eindeutigen Impuls gleichsam abwerfen, loslassen und in Ihrem Innern Platz, Raum schaffen. Die Arme »fliegen hinaus«, öffnen sich. Das können Sie nach unten, mittig oder nach oben tun. In den nun entstandenen Raum hinein greifen Sie das A nach oben (Zeichnung 21).

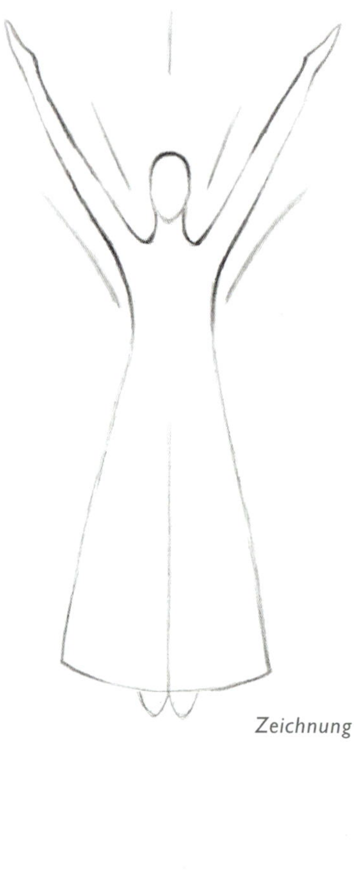

Zeichnung 21

- Aus ihm erwacht der Wunsch zu wachsen. *Sieben* L's folgen daraus. Wenn Sie zum ersten L übergehen, fühlen Sie den Lichtraum des H-A, d.h. bleiben Sie in Ihrem Herzen diesem Raum verbunden und sinken Sie zugleich mit Ihren Armen in die Schwere, um diese »Dichte«, die mit der Schwere verbunden ist, in den Lichtraum zu heben. Mit jedem L verändert sich die Sphäre. Jedes L geht durch das Herz, wie durch ein Tor, hindurch.

Das L als Bewegung: Greifen Sie mit beiden Händen seitlich weit hinaus nach unten und führen Sie die Substanz der Erdendichte unten vor Ihnen zusammen in die Schale Ihrer Hände. (In dem Moment der Bewegung berühren sich die Fingerspitzen.) Nun heben Sie die Schwere hinauf, die Schalen verdichten sich (die Fingerrücken berühren sich immer mehr) bis zur Höhe des Herzens, wo ein neuer Strom eingreift und die Substanz der Erdendichte umgestülpt wird in Himmelslicht. Hier drehen sich die Hände durch die Kraft des Himmels, des Umraums nach unten – nach vorne – nach oben in die Weite und werden hinauf- und hinausgezogen ins Licht, wo sie wiederum seitlich loslassen und Sie sich mitten im Umraum empfinden können. Dann setzen Sie eine neue L-Bewegung an, wenn die Arme wiederum mit der Schwerkraft in Berührung kommen, die Sie wiederum aktiv ergreifen und verwandeln können. In dem Moment, in dem auch die Hände sich wenden, geht der vordere Raum durch das Herz in den hinteren Raum über; alle Dimensionen des Raumes verwandeln sich also. Machen Sie aber die ganze Bewegung des L mit dem Umraum zusammen, um eine »rudernde« Bewegung zu vermeiden.

- Das E, das nun folgt, kommt von da, dass eine Berührung stattfindet mit dem Göttlichen, mit dem eigenen Selbst, mit dem Engel – nennen Sie es, wie Sie möchten. Und Sie halten sich aufrecht darin. Finden Sie sich neu und schaffen Sie zugleich einen Fokus für die durch Sie durchlichtete Sphäre.

  Das E: Die Kreuzung kann sowohl vor der Mitte als auch über dem Kopf gemacht werden. Wenn Sie es über dem Kopf machen, haben Sie die Empfindung, dass Sie alle »Schleier« der sieben L's von unten hinaufheben und verbinden. Vor der Mitte hat das E eine andere Qualität – wie wenn zwei Lichtstrahlen sich kreuzen und Sie Flügel haben (Zeichnung 22).

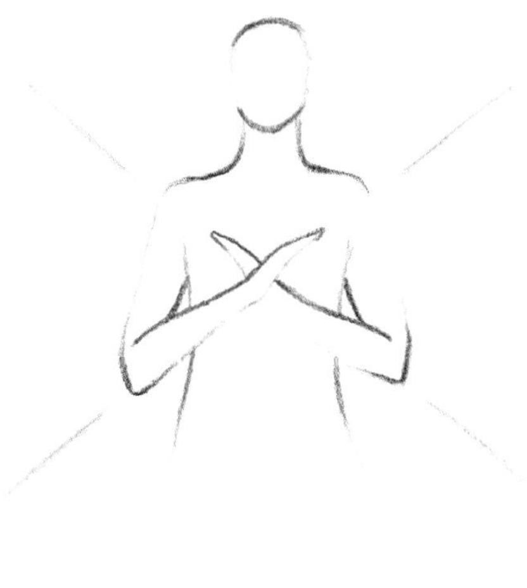

Zeichnung 22

- Aus dem »Lichtpunkt« dieses Fokus folgen nun *drei* große L's. Sie sind wie ein Schöpferisch-Werden in dem neuen Raum, der durch das E entstanden ist.

- Nun hebt sich mit dem U von unten nach oben die ganze Sphäre um eine Stufe höher. Empfinden Sie, wenn Sie das U greifen, wie die ganze Erde sich erheben möchte, wie die Erde sich danach sehnt, wieder göttlich zu werden.

  Die Bewegung des U: Führen Sie von unten in paralleler Stellung die Arme hoch bis auf Kopfhöhe oder ganz hinauf. Bleiben Sie dabei mit Ihren Füßen mit der Erde verbunden. Sie können sogar während des Hebens der Arme gleichzeitig in die Knie gehen und auch den letzten »Klang« des I und A in der Beugung tun. Dann ist es mehr wie eine Bitte.[13]

- Wie ein offener Kelch, der seiner Befruchtung aus dem Geistigen entgegengeht, kann das U im Zusammenhang mit dem J erlebt werden. Denn das J ist wie eine erhabene, leuchtende Antwort aus dem Innern, dass Sie selbst in sich das Göttliche tragen.[14] Das J kommt Ihnen von der anderen Seite des U entgegen. Von innen, aber nicht subjektiv. Von innen erklingt das Göttliche als Wesenskraft des Menschen. Rudolf Steiner gibt die Anweisung: groß und erhaben, objektiv.

  Die Bewegung des J gleicht einem schwungvoll entstehenden I.

- Heben Sie dann den anderen Arm dazu, sodass das I im A zur Schale wird.

- Dann endet das Wort Halleluja mit der Umkehrung des Anfangs. H-A wird zu A-H. Im A sind Sie nun selbst dieser Raum geworden, den Sie zu Beginn wahrgenommen haben. Im H schenkt er sich Ihnen, und durch Sie hindurch geht er ein in die Welt.

  Die Bewegung des H vom A aus: Aus der Spannung des A lassen Sie in die umgekehrte Richtung los als der Laut H zu Beginn, der aus der Ballung kam. Hier lassen Sie in den Schulterblättern los, sodass aus dem A unwillkürlich eine Schale entsteht, weich und offen ...

Lassen Sie diesen Raum nachklingen, hören Sie den Klang, der im Halleluja zur Erde kommt.

Standhaft stell ich mich ins Dasein – Sich mit Herzkaft durchdringen

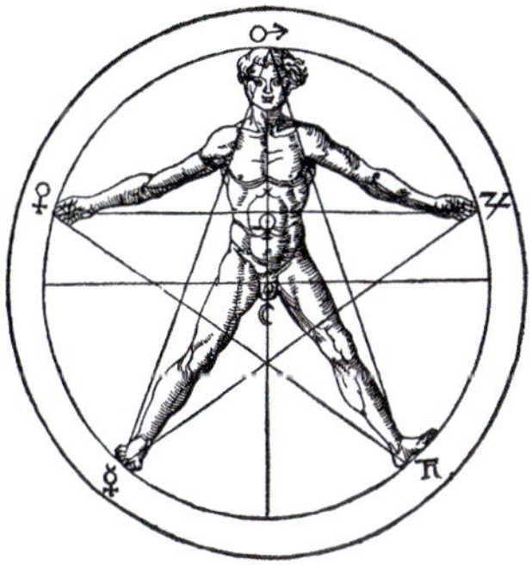

Der Fünfstern ist eine Kraftgestalt, die wie ein Siegel die ganze Äthergestalt des Menschen durchströmt.

In dieser Meditation bauen Sie einen Fünfstern in Ihrer Gestalt auf und konzentrieren sich dabei auf eine bestimmte Qualität.

Übung

- Beginnen Sie in einer geschlossenen Haltung in den Füßen, die Arme sind locker. Empfinden Sie einen Strom in jedes Glied, das Sie nennen und in den Fünfstern hinein ausrichten, strömen. Der Strom entsteht durch das Fühlen der Meditationsworte. Das Herz ist von Anfang an fühlend tätig darin. Seien Sie in der Zeit darin.

- Das Herz als Ort, das am Ende angesprochen wird, hat keine äußere Bewegung: Lassen Sie vielmehr von Ihrem Herzen aus Ihre Präsenz in die Fünfstern-Kraft-Form gehen. Erfüllen und erleben Sie die Ganzheit des Stroms in den Meditationsworten »Diese Fünf führen mich ans Ziel / Diese Fünf gaben mir das *Dasein*«.

Standhaft stell ich mich ins Dasein	linkes Bein, linker Fuß
Sicher schreit ich die Lebensbahn	rechtes Bein, rechter Fuß
Liebe heg ich im Wesenskern	linker Arm, linke Hand
Hoffnung leg ich in alles Tun	rechter Arm, rechte Hand
Vertrauen präg ich in jeglich Denken	Kopf
Diese Fünf führen mich ans Ziel	HERZ
Diese Fünf gaben mir das *Dasein*[15]	

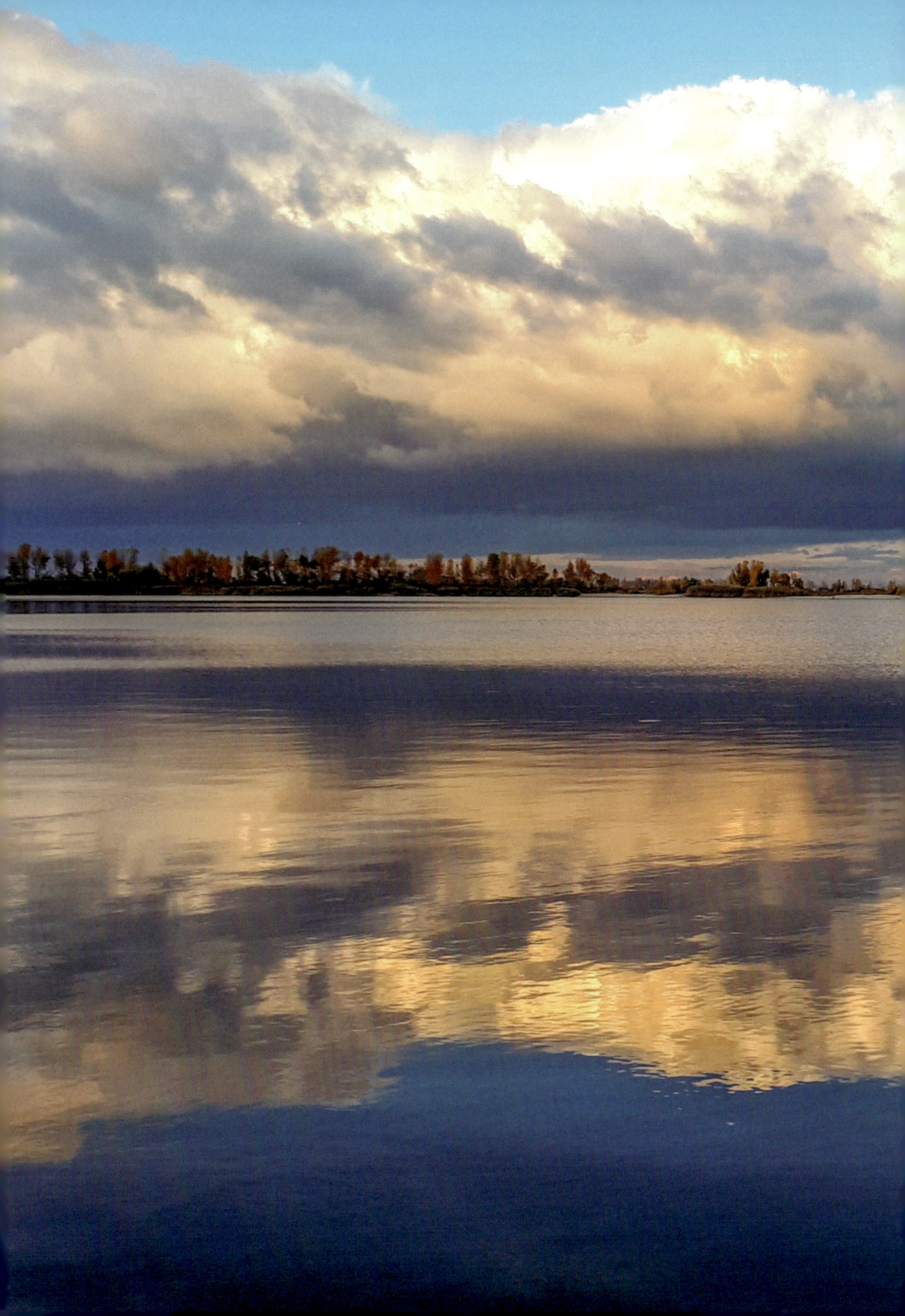

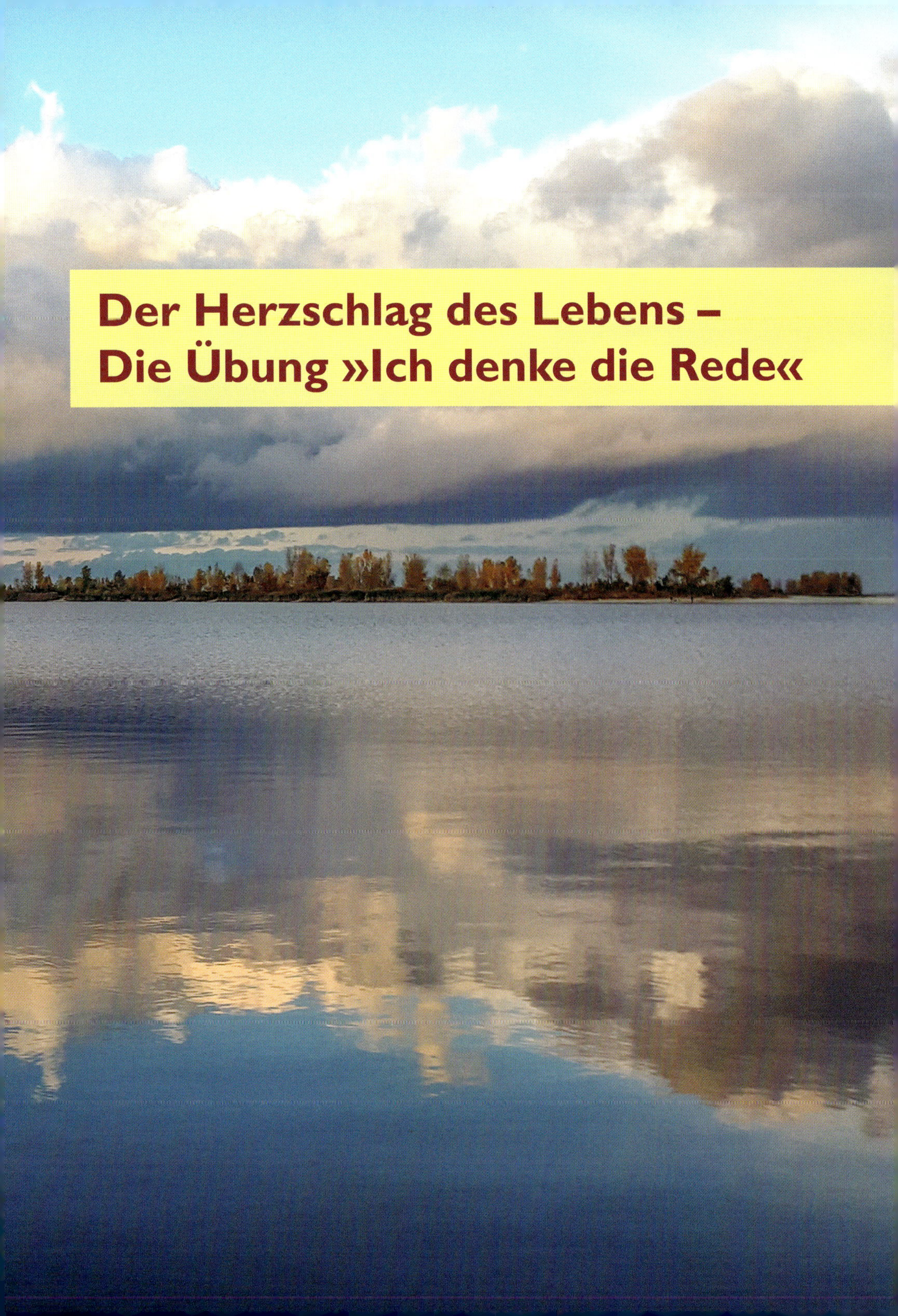

Der Herzschlag des Lebens – Die Übung »Ich denke die Rede«

In sich muss man ihn suchen, er blüht am liebsten im Menschen. Und wer ihn gefunden hat, ganz zart noch, ein blaues Verwundern, ein seliges Aufblicken, der sollte seine Blüte Himmel pflegen. Von ihr gehen Wunder aus; unzählige Wunder ergeben Jenseits. Könnte ich nur immer um mich sein, der himmlischen Beete möchte ich ziehen. Wie man versöhnt mit sich sein kann, und Eigenes sein Ewiges küsst. [...] Zweitönig Pochen, vertrautes Willkomm. Rundeilen meine Gedanken um mich, um alles Leben – das ist die große Reise um aller Herzen Schellengeläut und Geflüster, über Wälle, die Jubel aufwarf, über Gründe der Versunkenheit; und falle in Höhlen, die der Schreck grub – und immer wieder seine Herztapfen wiederfinden, seinen Blutton, bis man den ersten Flügelschlag in sich vernimmt, sein Engelwerden – und auf sich herabblickt – süße Mystik. [...] – Was wissen die Armen, denen nie ein Blau aufging am Ziel ihres Herzens oder am Weg ihres Traums in der Nacht. Oder die Enthimmelten, die Frühblauberaubten. Es kann der Himmel in ihnen kein Licht mehr zum Blühen finden.

Else Lasker-Schüler[16]

Die nächsten vier Abschnitte bewegen alle die Grundübung »Ich denke die Rede«, die sechs Stellungen in einer bestimmten Folge umfasst.[17] In den ersten beiden Abschnitten dieses Kapitels stelle ich die Übung »Ich denke die Rede« in den Kontext der beiden Blutkreisläufe und führe aus, was darin für den Menschen angelegt ist. Das kann die Empfindung wecken, wie das Konzentrat dieser Übung sich in der ganzen Eurythmie ausbreiten möchte bzw. diese durchtränkt. Sie ist wie der Herzschlag der Eurythmie.

Das wird dann in dem weiteren Abschnitt vielleicht noch deutlicher. In der Eurythmie bewegen wir uns immer *im* Herzmenschen und den Herzmenschen zugleich bildend. In diesem Teil muss ich ein wenig ausholen, um den Kontext sichtbar zu machen. Doch alles, was da beschrieben wird, können Sie dann sozusagen »mitnehmen« zum nächsten großen Kapitel »Herzwort«, in dem künstlerische Miniaturen angeleitet werden. Dort geht es in der Gestaltung auch um diese künstlerischen Qualitäten.

Herzbildung bleibt nicht beim Herzen stehen. Was da geschieht, nannte Else Lasker-Schüler das »Engelwerden«, wo »Eigenes sein Ewiges küsst«, wo Blau aufgeht am Ziel des Herzens. Die Begriffe der Wesensglieder des Menschen geben eine Perspektive auf dieses Engelwerden.[18]

Else Lasker-Schüler hat diesen ganzen Prozess, worin die Übung »Ich denke die Rede« mündet, in ihrer Poesie sehr präzise aufgefangen. Denn Teil des Weges ist das Fallen »in Höhlen, die der Schrecken grub«. Auf dem Weg zu seinem Engelwerden blickt man in das Angesicht seiner Schatten, seiner Ängste, blickt man in den Abgrund seines eigenen Gewordenen. Gerade da aber sind die sechs Eigenschaften, wie sie im Abschnitt »Sechs Bezüge zum Herzchakra« (siehe Seite 62 ff.) ausgeführt sind, der beste Schutz und die beste Hilfe. Denn durch sie hat man die Kraft und die innere Sicherheit, über den Abgrund hinüber den Weg entlang seiner »Herztapfen« wiederzufinden.

Die Begegnung der Blutkreisläufe im Herzen

In unserem Herzen begegnen sich zwei verschiedene Blutkreisläufe, die sich »hören«, sich wahrnehmen. Der eine Blutstrom kommt aus den kosmischen Weiten des Lungenblutkreislaufes (würde man die »Haut« der Lunge auseinanderfalten, hätte die Fläche eine Größe von 70 Quadratmetern!).[19] Von dort holt der Mensch mit jedem Atemzug neu, »frisch lebendig« (Goethe)[20] die eigenen Lebensimpulse, die er vorgeburtlich gefasst hat, herein. Der ganze Kosmos ist anwesend in diesem Strom. Der andere Blutstrom geht durch den Kreislauf der Glieder, der Stoffwechselorgane, des Gehirns etc., also durch den Kreislauf des Tatenlebens (die Hirntätigkeit ist auch ein solches), der damit verbunden ist, was und wie wir im irdischen Leben denken, gestalten und arbeiten. Wie im andern Blutkreislauf unsere vorgeburtlichen Impulse immer neu hereinklingen, so in diesem Kreislauf die Keime des nachtodlichen Lebens, die uns in die Zukunft führen werden. Denn was wir tun, was wir vollziehen, bildet unser Karma (im Sanskrit heißt Karma: Entscheidung, Tat, Handlung). Es bildet unseren Charakter, bildet die Grundlage für spätere Entscheidungen, bildet unseren Weg. Wenn sich die beiden Blutströme, nur durch die Herzscheidewand getrennt, begegnen, entsteht die »geistige Herzkammer« des Gewissens. Das Ich hört, die beiden Welten wie umfassend, diese Begegnung und leuchtet im Herzen auf.

Das Herz ist viel größer als das, was man mit der Bezeichnung »Herz« abhaken kann. Der Begriff des Herzens umfasst einen Raum bzw. einen Prozess, der diesen Raum bildet. Um diesen geht es in der Übung »Ich denke die Rede«.

Mit den ersten drei Stellungen der Übung »Ich denke die Rede« begeben wir uns hinein in den Tatenmenschen, in den Blutkreislauf der Willenstätigkeit:

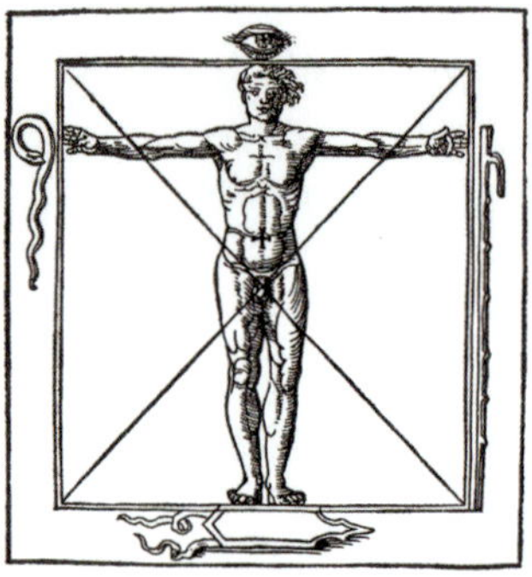

Sie beginnt mit dem Heben der Arme in die Horizontale, die Füße stehen geschlossen nebeneinander. Diese Stellung gibt der Übung ihren Namen »Ich denke die Rede« (warum sie mit diesen Worten beginnt, wird später deutlich). Es entsteht eine Kreuzesstellung und damit eine Ordnung im Raum (die Handflächen zeigen nach unten). Durch die Senkrechte und Horizontale wird dieser klar und Sie selbst erleben sich in einer eindeutigen Form; Sie fügen sich sozusagen in den Raum ein, schaffen und sind ein Teil dieser Klarheit und Eindeutigkeit. »Übersetzt« könnte man sagen: Bei *Ich denke die Rede* ist die Rede schon da – ich aber *denke* sie.

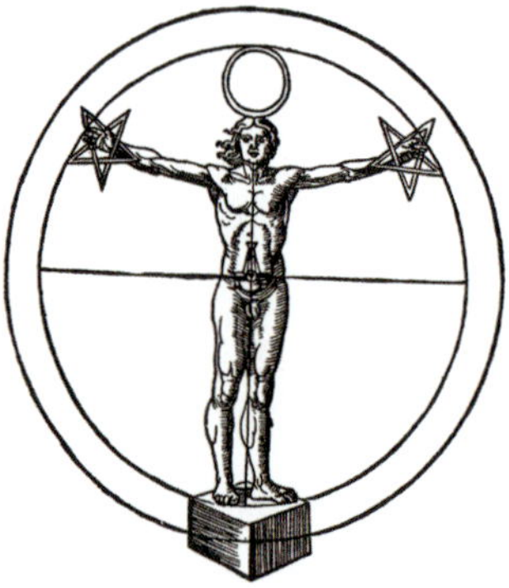

Die zweite Stellung bricht die erste Stellung auf. Wie mit einem inneren Sonnenaufgang leuchtet das Innere in die Tat hinein – denn nun heißt es: *Ich rede.* Dadurch öffnet sich Ihre Fußstellung ganz leicht und Ihre Arme heben sich auf dem Strom, der von der Mitte nach außen frei wird – im Grunde minimal –, nach oben (die Fingerspitzen haben eine Verbindungslinie durch den Kehlkopf). Es ist, als würde die erste Stellung durchstrahlt oder durchtönt. Was in der ersten Stellung schon da war, wird nun Gegenwart, der Herzraum wird kraftvoller.

In der dritten Stellung wird die Tat erlebt. *Ich habe geredet.* Die Hände (Handflächen noch immer nach unten) senken sich auf Herzhöhe herunter, die Fußstellung wird weiter und ein loslassender Strom nach unten entsteht. Sie haben darin Raum, einen Nachklang (vom »Wort« in der zweiten Stellung) zu bilden oder überhaupt Ihr Fühlen wahrzunehmen.

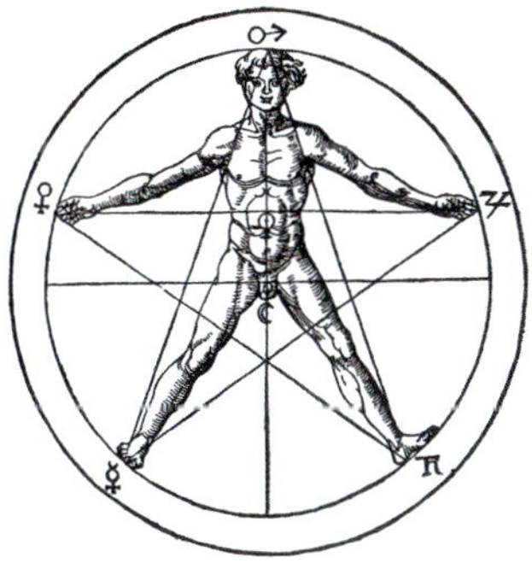

Man kann also sagen:

Ich denke die Rede – beginnende Tätigkeit (Denken)
Ich rede – die Tat! (Wille)
Ich habe geredet – das Blut strömt zurück zum Herzen,
ich höre im Herzen … (Fühlen).

In dem Moment, in dem das Blut durch das Herz hindurch in den Lungenkreislauf übergeht, gehen wir auch in der Bewegung wie über eine Schwelle. Der Umkreis »zieht« nun hinaus und wir sind kosmisch ausgespannt im Lungenblutkreislauf:

In der vierten Stellung geht es ganz um ein Sich-Durchdringen, sich in den Kraftstrom des Andreas-Kreuzes zu stellen, der für den Umkreis offen ist. (Der Blick richtet sich frei hinaus. Die Handflächen zeigen entweder nach oben oder nach unten bzw. außen, nicht nach vorne wie in der Abbildung.) Eine ganz neue Welt tut sich auf.

Hier heißt es: *Ich suche mich im Geiste* – der Lungenkosmos!

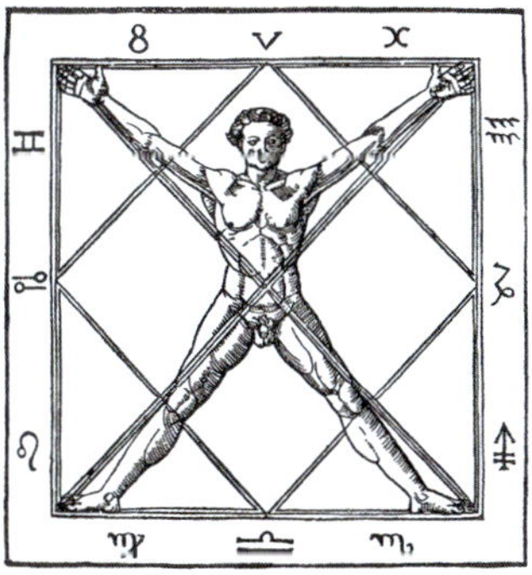

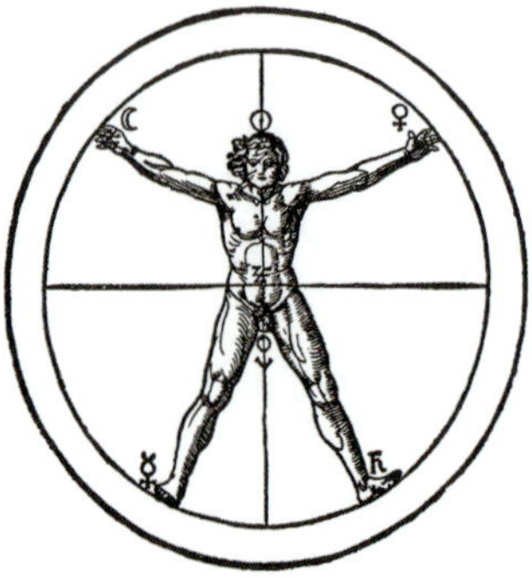

Die fünfte Stellung bringt Ihnen eine Antwort aus dem Kosmos, lässt Sie Ihre kosmische Heimat fühlen. Nun senken sich die Arme aus der Weite herunter, bis die Hände in ihrer Verbindungslinie das Kronenchakra am Scheitelpunkt des Kopfes berühren (Handflächen nach unten zeigend). Die Fußstellung wird wieder enger, von allen Seiten kommt etwas an Sie heran, das Sie vernehmen mögen. Aber Sie werden dabei nicht kleiner, sondern wachsen diesem Raum entgegen!

Hier heißt es: *Ich fühle mich in mir* – aus meiner kosmischen Heimat die Impulse erlebend.

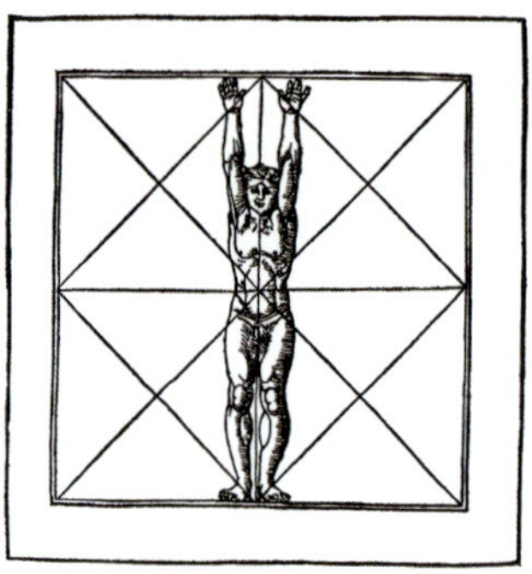

Die sechste Stellung kann in einem Weg von unten nach oben in die Stellung hinein erlebt werden (die Hände »schauen« sich an), oder die Stellung wird direkt gegriffen und darin wird erlebt: *Ich bin auf dem Wege zum Geiste, zu mir.* Nun spricht das Gewissen in diesem Weg, korrigiert, richtet neu aus ... Ich bin durchdrungen von meinem kosmischen Ich.

(Nach der Übung können die Arme ohne Spannung, den ganzen Umkreis fühlend, über die Seite gelöst werden.)

Auch wenn nacheinander durch die Stellungen hindurchgegangen wird, kann im Bewusstsein der Ganzheit doch ein Sich-Gegenseitig-Wahrnehmen von Zentrum und Umkreis im ersten bzw. zweiten Teil erlebt werden. Es geht dann darum, als ganzer Mensch in diesen umfassenden Herzraum einzutreten, ihn aktiv hervorzubringen. Dies hat immer mit Schicksalsbildung zu tun. Das Herz ist der Ort, an dem Schicksal gehört wird. Dies führt zur nächsten Stufe.

Erwachen

Die Ströme des arteriellen und venösen Blutes begegnen sich im Herzen – das erleben wir seelisch als Gewissen. In ihm sind wir aufgewacht für die Taten, die wir begehen (venöses Blut, das aus dem Willensmenschen zurückfließt), im Verhältnis zu unseren Idealen und Impulsen (arterielles Blut, das aus dem »Lungenkosmos« kommend ins und dann »hinaus« strömt). Das Gewissen kann sich jedoch erheben als »Wächter« des Ich. Das Ich vermag *aus Freiheit zu handeln in Liebe zur Tat.* Dann wird das Herz zum Fortpflanzungsorgan der Menschheit. Denn ab der Geschlechtsreife, wenn der Mensch fähig wird, der Entstehung eines anderen Menschen zu dienen, wandelt sich in Korrespondenz dazu auch das Herz. Durch die Erdenreife des Menschen wird es ätherisch neu geordnet, wird individuell.[21] Ab diesem Zeitpunkt kann es auch individuell und selbsttätig vom Menschen »bewohnt« und gestaltet werden. Dadurch schafft der Mensch ein *neues* Fortpflanzungsorgan – dasjenige des eigenen Menschseins und damit der Menschheit.[22]

Das Herz als Erkenntnisorgan

Was auf der physisch-geistigen Ebene durch die beiden Blutkreisläufe fortwährend geschieht und was sich normalerweise dem Bewusstsein entzieht, kann auf verschiedenen Stufen immer aktiver selbst ergriffen werden. Zunächst kann man diese beiden Seiten des Lebens mit Tag und Nacht in Zusammenhang bringen. *In den ersten drei Stellungen* ist Tag: Ich handle, ich verbinde mich mit der Erde und gestalte sie durch meine Taten. Ich erlebe den Nachklang meiner Taten.

In den zweiten drei Stellungen ist es Nacht im Sinne von geistiger Welt. Mein Ich und mein Astralleib gehen über die Schwelle. Von da blicke ich mit meinem Engel bzw. aus meinen vorgeburtlichen Impulsen (die sich auch auf die Zukunft beziehen!) auf die Taten meines Erdenlebens:

So kann die *vierte Stellung* erlebt werden, wie wenn der Engel hineingeht in das Tatgeschehen und es nochmals vollzogen wird im Geistigen.

In der *fünften Stellung* klingt die Tat nochmals nach, nun aber aus dem Umkreis an mich herantönend. Das, was ich getan habe, kommt mir von außen nochmals entgegen.

In der *sechsten Stellung* erlebe ich ein Aufwachen hin zu einem neuen Entschluss, gespeist aus der Perspektive des Engels oder meines höheren Selbst.[23]

Auf die Bilder von Tag und Nacht aufbauend, wird die Übung »Ich denke die Rede« weiter ergriffen, indem der Mensch immer mehr selbst die Arbeit des Engels übernimmt. Dann wird die Begegnung des eigenen Wesens mit sich selbst, die im Herzen, getragen durch die Blutströme, geschieht, zur Fähigkeit des (Schicksal-)Erkennens.[24] D.h. in den ersten drei Stellungen kann man wiederum den Erden-Tatenmensch erleben, wie er denkt, fühlt, handelt.

Ich denke die Rede – Ich rede – Ich habe geredet: In diesen ersten drei Stellungen wird deutlich der Bezug zur Welt erlebbar, d.h. aber auch zum dreidimensionalen Raum. Obwohl äußerlich alle Stellungen in der Ebene ergriffen werden, ist der innere Bezugspunkt verschieden.

Denn weiter geht nun der Mensch *in innerer Aktivität selbst über die Schwelle* und bringt in der vierten Stellung die Tat in sich zur *Imagination.* D.h. er schafft seine Tat willentlich zum Bild um. Er verstärkt die *Kräfte,* die in der Tat wirkten, in der inneren Anschauung. – Dies ist in der vierten Stellung erlebbar, wenn man von der Mitte in alle vier Richtungen der Arme und Beine hinausstrahlt, hinausströmt in den Umkreis und die Mitte dennoch »wach« bleibt. Hier kann man sich ausgebreitet mitten drinstehend in der Fläche erleben. Ich BIN im Bild drinnen, in das, was ich imaginiere, bin ich mit hineinverwoben: *Ich suche mich im Geiste.*

In der fünften Stellung lässt man die Anschauung und das Bild-Formen los und fühlt in den inneren Bildestrom hinein, wodurch der Raum sich gleichsam umstülpt und einem von außen entgegenkommt. (Dadurch senken sich die Arme und rücken die Beine enger zusammen.) Ich höre in diesen heranklingenden Raum hinein. Wenn dies gelingt, wird die Stufe der *Inspiration* erreicht: Ich höre das Wort (der zweiten Stellung: »Ich rede«) als Ant-Wort. Aber ich bin zugleich selbst Umkreis geworden! – Dies mag widersprüchlich klingen, ist aber im Wahrnehmen und Bewegen *möglich.* Es ist jedoch keine Sicherheit da, dass es gelingt. Es *kann* gelingen: *Ich fühle mich in mir.*

In der sechsten Stellung dann fällt die Erkenntnis hinein als *Intuition:* Man wird eins mit der Antwort – Ich BIN die lebendige Antwort geworden. Dies ist zugleich ein Weg. Wenn es in der fünften Stellung gelungen ist, die Umstülpung zu vollziehen, kann hier erlebt werden, wie der Umkreismensch nun die Arme bewegt oder formt: *Ich bin auf dem Wege zum Geiste, zu mir.*

Rudolf Steiner machte darauf aufmerksam, dass sich im Ätherleib Veränderungen ergeben, wenn der Mensch zur Inspiration und Intuition kommt: »Es wird, ungefähr wie in der Gegend nahe dem physischen Herzen, ein neuer Mittelpunkt im Ätherleibe bewusst, der sich zu einem ätherischen Organ ausgestaltet. Von diesem laufen Bewegungen und Strömungen nach den verschiedenen Gliedern des menschlichen Leibes in der mannigfaltigsten Weise. Die wichtigsten dieser Strömungen gehen zu den Lotusblumen, durchziehen dieselben und ihre einzelnen Blätter und gehen dann nach außen, wo sie wie Strahlen sich in den äußeren Raum ergießen. Je entwickelter der Mensch ist, desto größer ist der Umkreis um ihn herum, in dem diese Strömungen wahrnehmbar sind. Der Mittelpunkt in der Gegend des Herzens bildet sich aber bei regelrechter Schulung nicht gleich im Anfang aus. Er wird erst vorbereitet. Zuerst entsteht als ein vorläufiger Mittelpunkt ein solcher im Kopfe; der rückt dann hinunter in die Kehlkopfgegend und verlegt sich zuletzt in die Nähe des physischen Herzens.«[25]

Diesem Zusammenhang kommt man näher, wenn man die sechs Stellungen in Bezug setzt zu den sogenannten sechs Nebenübungen, die sechs Eigenschaften oder Tätigkeiten beschreiben. In den Sätzen »Ich denke die Rede«, »Ich rede« und »Ich habe geredet« kann man aber bereits einen Weg vom Kopf zum Kehlkopf und schließlich zum Herzen erleben, wenn auch die eurythmische Bewegung wie einen kleinen Flügelschlag macht. Um diese sechs Übungen geht es in einem folgenden Abschnitt (siehe Seite 62 ff.).

Ein Herzschlag der Literatur

Bevor ich die Übung »Ich denke die Rede« in einen weiteren Kontext setze, möchte ich einen Text von Dag Hammarskjöld[26] einfügen. Die sechs Sätze, die Rudolf Steiner für die Übung gegeben hat, sind in sich sehr wirkungsvoll, und es ist gleichsam ein Wunder, in welch weiten Zusammenhängen sie stehen. Es gibt jedoch in der Weltliteratur Texte, die in poetischer Weise mit den Stellungen korrespondieren. Dieser ist einer davon:

1. *Stellung:* Heraustreten aus alle dem, nackt,
2. *Stellung:* auf die Klippe des Morgenlichts,
3. *Stellung:* angenommen, unverwundbar,

dazwischen, im Übergang: frei:

4. Stellung: im Licht, mit dem Licht, bestehend aus Licht.
5. Stellung: Einig mit mir selbst, und die Wirklichkeit meiner selbst erfahren in demjenigen, das mit sich selbst einig ist.
6. Stellung: Heraus aus mir selbst als dem Hindernis, hinaus in mich selbst, in die Erfüllung.

Sechs Bezüge zum Herzchakra

Ohr der Menschheit
du mit dem kleinen Lauschen beschäftigtes,
würdest du hören?
[…]
Wenn die Propheten aufständen
in der Nacht der Menschheit
wie Liebende, die das Herz des Geliebten suchen,
Nacht der Menschheit
würdest du ein Herz zu vergeben haben?
Nelly Sachs[27]

»Ich denke die Rede« steht als Übung einerseits für sich. Sie ist eine essenzielle Übung, um in die Eurythmie hineinzufinden, weshalb es im folgenden Abschnitt auch nicht nur um diese Übung selbst, sondern auch um die Eurythmie als Kunst geht. (Gerade *weil* da ein Zusammenhang besteht, ist »Ich denke die Rede« eine Übung, die in die Eurythmie als Ganzes hineinführt.) Andererseits korrespondiert sie sowohl mit den sogenannten sechs Eigenschaften, die Teil eines Schulungsweges zur Erlangung von Fähigkeiten im Geistigen sind, wie auch mit den Begriffen der Wesensglieder des Menschen. Rudolf Steiner hat beides in seinen Schriftwerken immer wieder beschrieben.[28] So kann man schließlich fühlen: Es geht nicht nur darum, in die Eurythmie hineinzufinden, sondern überhaupt in sein Mensch-Sein. Darum, dass, wie Else Lasker-Schüler sagt, der Himmel in uns Licht zum Blühen finde. Also umgekehrt: Ich finde etwas, wenn ich so offen bin, dass der Himmel etwas in mir findet: *sein* Licht. Das hat essenziell mit unserem Herzen, mit unseren Herzkräften zu tun.

Herzkräfte zu entwickeln heißt tiefer im Kontext des Lebens zu stehen. Die sechs Eigenschaften, um die es im Folgenden gehen wird, brauchen wir, um nicht in der Materie stecken zu bleiben. In der Materie unseres Leibes zunächst, aber damit verbunden auch in der Materie aller schon empfundenen Gefühle und Gedanken. Eckhart Tolle nennt das unseren Schmerzkörper.[29] Dieser Körper ist sehr real – man spricht hier auch vom Doppelgänger, wobei es sich bei diesem auch um positiv manifestierte Erlebnisse handeln kann. All unsere Erinnerungen sind in ihn eingeschrieben, weshalb ich etwas immer wieder gleich mache, mich immer wieder gleich verhalte, etwas immer gleich schon kenne und deshalb nicht mehr sehe, nicht mehr höre. Das ist ein wenig wie sterben. In die Materie hinein sterben. In Gedanken- und Gefühlsschemen hineinsterben. Das, um was es in den Übungen geht, ist dagegen wie leben und wie lieben. Es ist wie hinausgehen in die Sonne, an die frische Luft, den Wind zu spüren und plötzlich zu merken, wie weit und offen das Leben ist. Immer, auch wenn wir es nicht für möglich halten. Es einerseits für möglich zu halten (die fünfte Kraft »Unbefangenheit«), befreit bereits von vielen Engen, die wir im Laufe des Lebens mitkreiert haben; sich aber andererseits auch so in das Leben hineinstellen zu können, dass ein wach erlebter Freiraum entsteht zwischen Ereignis und Reaktion, hilft, einen tragenden Boden in uns selbst zu schaffen.

Die ersten drei Eigenschaften haben mit diesem Boden zu tun. Einem Boden, der seinen Grund in sich selber hat – in einem sicheren, sachgemäßen Denken, das die Gedanken selbsttätig hervorbringt und miteinander verbindet; in der Fähigkeit, einen Impuls zu setzen, wo nichts Äußeres einen dazu veranlasst; und schließlich in der inneren Seelenruhe, die eigenen Gefühle mit Liebe zu sehen, zu hören, sie jedoch nicht zu werten, sie nicht in einen Kontext zu stellen (denn das wäre immer derjenige des Schmerzkörpers).[30] Dieser Boden ist im Schreiten sehr tief erlebbar (siehe Seite 44). Nicht der physische Boden trägt, sondern ich trage mich in der Zeit, die als Strom durch das Herz hindurchgeht. Diese ersten drei Eigenschaften können auch erlebt werden wie ein Wachwerden für die Zeit als eine Realität, die immer da ist (die wir aber meistens verschlafen, die uns davonrennt, die wir nicht zu »haben« glauben oder die wir hinter uns bringen).

Die drei weiteren Eigenschaften »stehen« auf diesem Boden der Zeit.[31] Nun dreht sich jedoch der Zeitstrom um. Er kommt aus der Zukunft, wird gleichsam zum Raum. Um uns in diesem wiederum halten zu können – nicht »festhalten«, sondern »halten« –, sind weitere Fähigkeiten nötig. Zunächst brauchen wir »Positivität« (als vierte Eigenschaft). Positivität ist Liebe, die sinnschöpferisch die Welt mit hervorbringt. Die Unbefangenheit (als fünfte Eigenschaft) hilft weiter, dass das Zukünftige auch einen Ankerplatz findet. Dass unser Herz immer offen bleibt für das, was kommen will, was in die Welt kommen will (durch uns). Und durch das wir selbst wiederum in die Welt kommen können!

Das Entscheidende ist jedoch das, was mit einem selbst geschieht, während man diese fünf Übungen macht. *Es entsteht eine neue Identität.* Aber wiederum nicht eine, die sich immer schon kennt, sondern eine, von der man sagen könnte, sie lernt sich selbst auch immer wieder neu kennen.[32] Wer bin ich dann? Ich bin dann nicht das, was ich geworden bin, sondern der- oder diejenige, die mitten im Strom des Lebens ein Teil dieses Stromes ist. Von diesem Strom sagte Heraklit, dass keiner zwei Mal in denselben steige – weil der Fluss fließt, und das ist eben – *Leben.* Es ist: *Ich Bin.* Dieses ist der eigentliche Blutstrom des Herzens. Des Herzens, um das es hier geht.

Die sechs Eigenschaften oder Tätigkeiten, von denen im Folgenden hauptsächlich die Rede ist, sind als Übungsweg in sich geschlossen. Sie sind jedoch Teil von vier Seelengewohnheiten, in die sie eingebettet sind. Die erste dieser Seelengewohnheiten ist die Fähigkeit, in den Gedanken das Wahre von der Erscheinung zu unterscheiden, also die Wahrheit von der bloßen Meinung. Die zweite ist die richtige Schätzung des Wahren und Wirklichen gegenüber der Erscheinung, d. h. die Unterscheidung von Wesentlichem und Unwesentlichem. Die dritte *besteht in der Ausübung* der im Folgenden ausgeführten sechs Eigenschaften – Rudolf Steiner nennt sie auch Tugenden. Die vierte Seelengewohnheit ist die Liebe zur inneren Freiheit. Sie dient dann dazu, das Ätherorgan in der Nähe des Herzens zur Reifung zu bringen.[33]

Freiheit und Schicksal

Das Wichtige, das mit den sechs Übungen zusammenhängt, besteht darin, dass mit ihnen die zwölfblättrige Lotusblume in der Herzgegend ausgebildet wird. Sechs Blütenblätter sind uns durch die Menschheitsentwicklung bereits gegeben, sind gebildet. Damit diese Blüte ganz wird, können wir uns nun selbst aktiv vervollkommnen. Die Übungen dienen alle der Veredelung des eigenen Charakters, helfen einem, mitten im Leben, sich zu greifen, sich zu konzentrieren und im Gleichmaß bleiben zu können, auch wenn Stürme,

Wellen und Windstöße im Zwischenmenschlichen, im Seelischen oder in gegebenen Situationen an einem rütteln. Es geht darum, in immer größerer innerer Ruhe das Richtige (das, wofür man sich entscheidet) tun zu können und sich damit in immer größerer Freiheit mit der Welt und dem Kosmos zu verbinden. Gerade da aber wird der Mensch von seinem Schicksal berührt. Er beginnt es zu wenden und zu erleben, dass er selbst sein eigenes Schicksal ist und sein wird.

Auch wenn in der Übung »Ich denke die Rede« ausschließlich diese sechs Tugenden »erklingen«, so werden doch auch alle vier Eigenschaften – welche dann die sechs Grundübungen mit beinhalten – in der Eurythmie ausgebildet und betätigt:

In Bezug auf die erste ist die Eurythmie *das* Schulungsmittel, denn sie bildet ein grundsätzliches Gefühl für Wahrhaftigkeit im Menschen; in der eurythmischen Bewegung kann man nicht lügen – oder es ist keine eurythmische Bewegung.

In Bezug auf die zweite Seeleneigenschaft, der richtigen Schätzung des Wahren gegenüber der unwesentlichen Erscheinung, sagte Rudolf Steiner auch einmal: »Er [der Mensch] soll aber nicht glauben, dass er bloß Handlungen zu vollziehen hat, welche vor einer verstandesmäßigen Schätzung als bedeutungsvoll erscheinen. Die geringste Handlung, jeder kleine Handgriff hat etwas Bedeutungsvolles im großen Haushalt des Weltganzen, und es kommt nur darauf an, ein *Bewusstsein* von dieser Bedeutung zu haben.«[34] – In der künstlerischen Arbeit geht es genau um dieses Bewusstsein, geht es darum, sich in jeder Bewegung ganz zu durchdringen mit dem Sinn dieser Bewegung und sie immer, und sei sie noch so klein, in ein Ganzes zu stellen, sie als ein Teil in einem Ganzen zu empfinden.

Die dritte Eigenschaft ist nun die Ausübung von sechs Tätigkeiten. Ich beschreibe sie (in aller Kürze)[35] zunächst als Übungen:

- *Gedankenkontrolle:* In dieser Übung geht es um eine aus der Sache sich ergebende Gedankenfolge, der man sich, die Gedanken mit hervorbringend, hingeben soll.
- *Initiative des Handelns:* In der folgenden Übung geht es darum, willentlich, zu einem sich selbst gesetzten Zeitpunkt, eine Handlung zu vollziehen, die nicht von außen motiviert ist.

- *Erhabensein über Lust und Leid:* Die dritte Tätigkeit besteht darin, sich allen Gefühlen selbst gegenüberstellen zu können, sie zu fühlen, jedoch aus der Identifikation mit ihnen zu gehen.
- *Positivität:* Die vierte Tätigkeit möchte den Blick auf das Schöne, das Gute, das Werdende oder Bleibende lenken, auf das, was in sich selbst einen Wert hat.
- *Unbefangenheit:* Die fünfte Kraft, die man üben soll, ist, allem, was einem geschieht, was man erlebt, was man hört oder wahrnimmt, vorurteilslos zu begegnen, in völliger Unbefangenheit alles immer für möglich zu halten, alles immer wieder neu zu sehen.
- *Gleichgewicht aller fünf Tätigkeiten:* Die sechste Tätigkeit besteht darin, alle anderen fünf ins Gleichgewicht zu bringen und zu harmonisieren.

Die vierte Seelengewohnheit oder Eigenschaft ist, wie oben bereits erwähnt, die Liebe zur inneren Freiheit. Hier geht es darum, etwas, das von außen kommt, nicht als Zwang zu empfinden, nichts unter Zwang der Autorität eines andern anzunehmen und auf der anderen Seite sich nichts zu verschließen, was als Gutes auf diese Art empfangen werden könnte, sondern sich von innen zu allem in ein freies Verhältnis zu setzen. – Das fordert die Eurythmie in all den sozusagen »gegebenen« Gebärden und Formen.

Die Fähigkeiten, die sich durch die sechs oben beschriebenen Übungen der dritten Seeleneigenschaft ausbilden, entwickeln sich sowohl in den sechs Stellungen der Übung »Ich denke die Rede« wie auch in der Tätigkeit der Eurythmie selbst.

Was als *Tätigkeit* in den sechs *Stellungen* geschieht, wird mit dem Bezug zu den Wesensgliedern, wie Rudolf Steiner sie in *Die Geheimwissenschaft im Umriss* entwickelt hat, unmittelbar klar, weshalb ich diese Begriffe hinzunehme. Sie bringen die schöpferische Kraft des Ich zu vollem Bewusstsein.[36] (Dabei geht es nicht darum, Begriffe auf die Bewegung draufzusetzen, sondern die innere Bewegung einer Stellung so wahrzunehmen, dass einem der Begriff daraus entgegenkommt. Andererseits können Begriffe helfen, die innere Bewegung innerlich überhaupt zu greifen.)

Die sechs Stellungen und die Tätigkeit der Wesensglieder

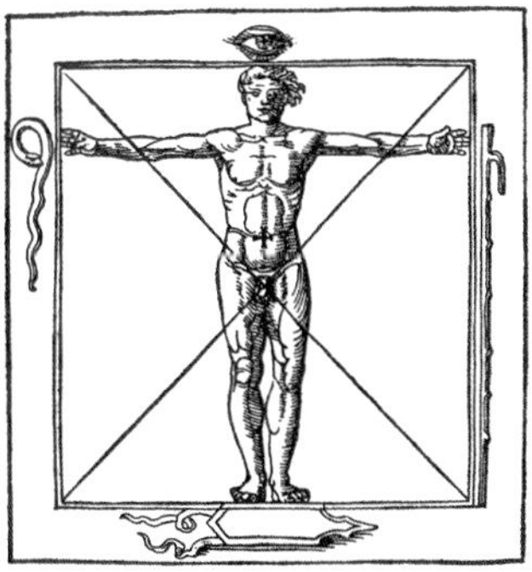

In der ersten Stellung geht es darum, den physischen Leib – der ohne den Lebensleib zerfallen würde, in dem der Tod darinnen ist – durch den Ätherleib, der ihn zusammenhält und ihn durchströmt, zu durchkraften. Man steht also gerade an dieser Schwelle vom Tod zum Leben. Man steht im Kreuz, aber der Tod wird Leben.

Diese Tätigkeit des Ätherleibes im physischen Leib (ohne ihn wäre er ein Leichnam) in dieser ersten Stellung ist die Essenz der *Gedankenkontrolle*. Ohne den (Sinn-)Strom der Gedanken würden die Worte auseinanderfallen, wären es »kalte«, eventuell richtige, aber nicht wahre Gedanken. Entsprechend heißt es »Ich denke die *Rede*«. Eine Rede hat immer einen Sinnstrom, einen Lebensstrom. In der ersten Stellung kann dieses Leben erfühlt werden.

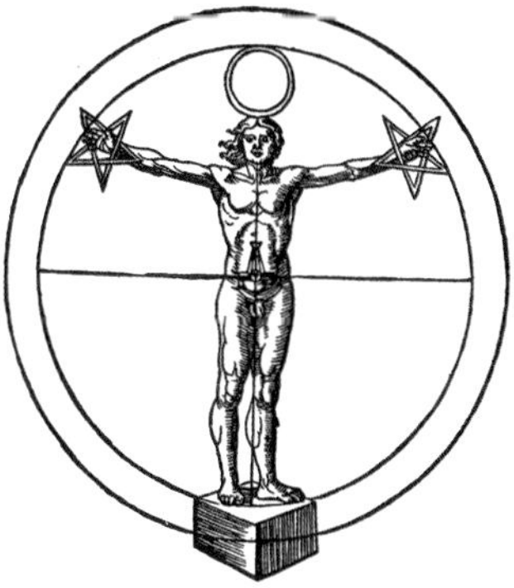

In der zweiten Stellung steht man an der Schwelle des Ätherleibs zum Astralleib. Im Ätherleib wäre ein ewiger Schlaf – ähnlich wie im physischen Leib ohne den Ätherleib der Tod wäre –, wenn nicht der Astralleib ihn wecken würde. Dieses Erwachen ist bereits im *Übergang* von der ersten zur zweiten Stellung spürbar, und die erste Stellung kann in diesem Fortschreiten »rückblickend« als ein Schlafzustand erlebt werden. Aber auch in der Stellung selbst wird nun alles durchtönt. Ein Bewusstsein entsteht, ein Erleben von Wachsein.

Wach zu sein im strömenden Zeitfluss und willentlich eingreifen zu können, ist die Fähigkeit der Übung *Initiative des Handelns*. Die Stellung hebt einen tatsächlich wie ein wenig heraus und bringt eine gewisse Vibration in den Muskeltonus.

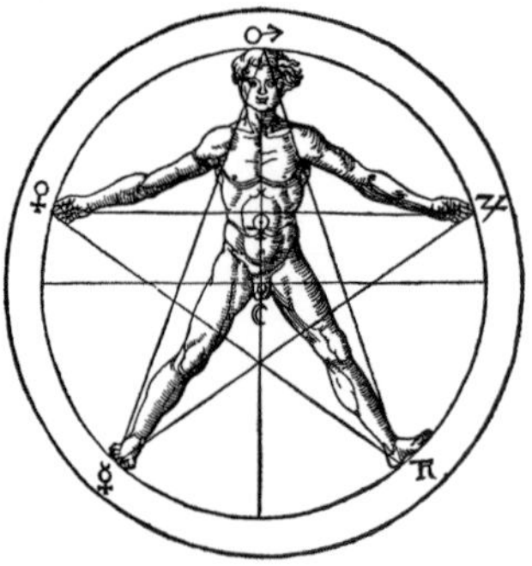

In der dritten Stellung kommt durch das Ich die Fähigkeit dazu, etwas gegenwärtig zu halten im Bewusstsein, etwas zu erinnern. Denn der Astralleib schenkt zwar Wachheit, aber ohne das Ich würde alles in Vergessenheit sinken oder in der Gegenwart zur Allgegenwart werden. So kann man nun erleben, wenn man die Arme senkt, wie da eine neue Kraft dazukommt – das Ich – und das Gewordene bewahrt, erinnert, vergegenwärtigt oder das Gegenwärtige in das Gleichmaß des Zeitstroms einfügt, um es als eine Welle zu erleben, in der man drinnen ist, aber nicht untergeht.

Dies ist die *Fähigkeit, sich über Lust und Leid zu erheben,* bzw. ist es in der dritten Stellung erlebbar, erhaben *zu sein* über die Gefühle, sie tief in sich *zu fühlen,* jedoch nicht vom Astralleib in eine Richtung herausgerissen zu werden.

Man kann also sagen, es sind nicht einfach die drei Wesensglieder »physischer Leib«, »Ätherleib«, »Astralleib«, sondern immer bereits schon die Tätigkeit des nächst höheren Wesensgliedes darin, wodurch ein Wesensglied bewusst wird. In dieser *Tätigkeit* lebt die Kraft, welche »sich in aller übrigen Welt kundgibt« und »in der Bewusstseinsseele das Ich offenbar macht«.[37] Dieses soll in der Bewusstseinsseele auch erweckt werden! Doch dann beginnt das Ich selbst, das zunächst nur wie ein Tropfen Geist im Menschen aufleuchtet, *unmittelbar* an den Wesensgliedern zu arbeiten. Dadurch beginnt der Mensch der Naturwelt ein Geistesmensch zu werden. Er wird vom Geschöpf zum Schöpfer.

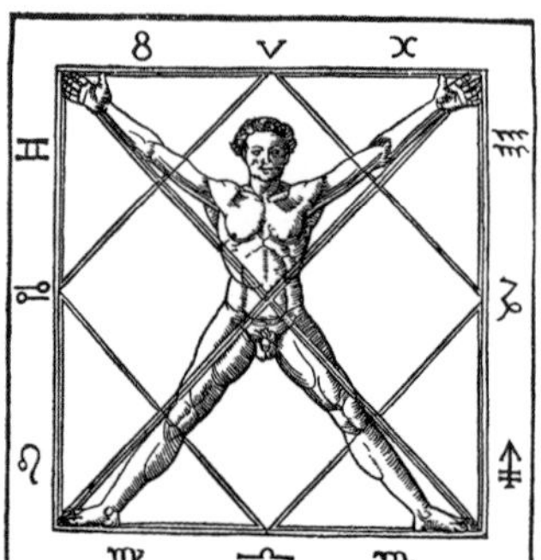

Wenn vom Ich aus der Astralleib umgearbeitet wird – man kann das in der vierten Stellung in sehr tiefer Weise erleben, wie er durchleuchtet, durchstrahlt wird –, dann bildet sich das Geistselbst.[38] Die vierte Stellung »ist« jedoch nicht ein Abbild oder ein Erleben *des* Geistselbst, sondern die Tätigkeit des Ich im Astralleib. Es ist wichtig, das Herz in diese Stellung »mitzunehmen« bzw. verbunden zu bleiben mit ihm, sich gleichsam hinauszuheben und gleichzeitig Zeuge zu werden von dem, was geschieht. Die Stellung selbst kann einem dann sagen, was ein Geistselbst ist; es hat mehr mit der Tätigkeit zu tun als mit einem Gewordenen, in eine Stellung Geronnenen. Aber es kann doch eine lichtvolle Substanz bilden, die nun alles Leben durchsonnt.

Dies ist die Kraft der *Positivität* in der vierten Stellung. Die Reinheit von Lichtstrahlen und einem Umraum von Licht können erlebt werden. Es geht darum, dass nun das Geistige einen wach hält bzw. ermöglicht, für das geistige Geschehen zu erwachen – d. h. imaginationsfähig zu werden.

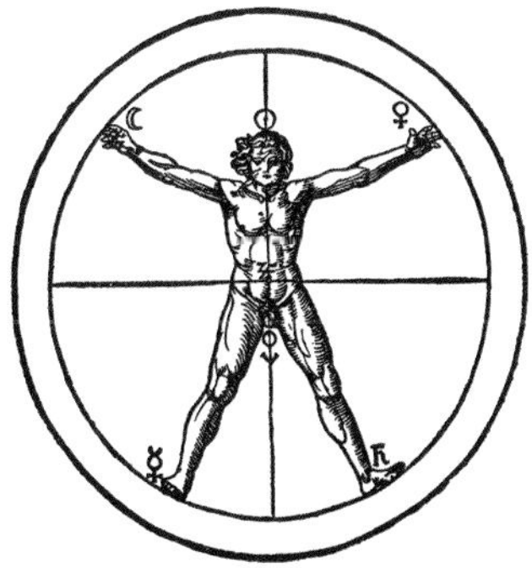

Das nächste Glied, welches das Ich herausarbeitet – dann, wenn es über den Astralleib (»Ich fühle ...«) den Ätherleib umarbeitet – ist der Lebensgeist.[39] Im gewöhnlichen Leben geschieht dies durch religiöse Gefühle, durch künstlerische Arbeit und künstlerisches Erleben, wenn der Mensch »durch die äußere Form, durch Farbe und Ton eines Kunstwerkes die geistigen Untergründe desselben mit Vorstellen und Gefühl durchdringt«, weil dann Impulse, die vom Ich empfangen werden, bis auf den Ätherleib wirken.[40] (Dies korrespondiert mit der Fähigkeit zu Inspiration.) Abgesehen davon, dass die ganze Eurythmie als solche in diesem Strom zu sehen ist, kann in der fünften Stellung von »Ich denke die Rede« zum Erleben kommen, wie gleichsam das Ich aus dem Geistigen etwas empfängt und das Ich diesem Geistigen zugleich entgegenwächst, wie dann die Lebenskräfte des Ätherischen voll werden, wie Fülle und Kraft um einen entstehen, weil das Ich sie nun durchdringt, sie belebt. Dieses Leben ist nicht Bewusstsein, sondern Vollzug, Erfüllung.

Die *Fähigkeit, unvoreingenommen zu sein,* ist auch die Fähigkeit, den Ätherleib geschmeidig zu halten, ihn nicht durch feste Vorstellungen zu verhärten. In der fünften Stellung kann etwas von dieser Belebung des Ätherleibs erfahren werden.

Die letzte Stellung führt zum Erleben des Geistesmenschen,[41] wo das Ich die verborgenen Kräfte des physischen Leibes zu einem neuen Glied umgestaltet. Nicht Materie wird umgestaltet, sondern die Kräfte, die den physischen Leib

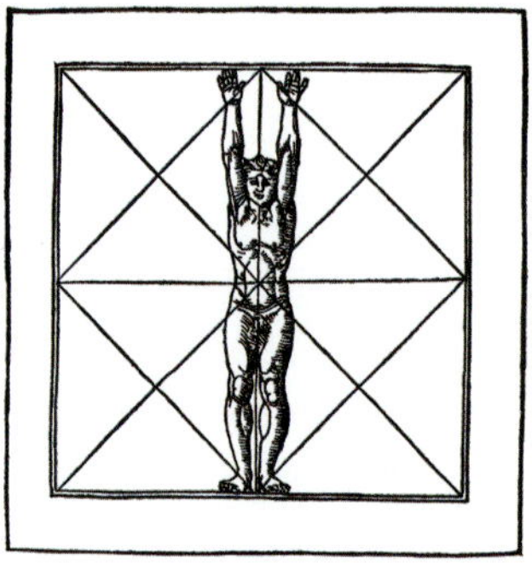

»entstehen lassen und wieder zum Zerfall bringen«.[42] In dem Weg von unten nach oben in diese Stellung hinein kann man ahnen, wenn die Fülle der fünften Stellung hineingenommen wird, wie nun die ganze Materie sich erhebt, wie ein neuer Kosmos entsteht, der die Materie, im wahrsten Sinne des Wortes, überwunden hat. Gleichzeitig bin ich ganz im Geistigen mich erlebend, denn durch Intuition wird der physische Leib umgewandelt![43]

Es kann wie eine neue Ordnung erlebt werden in der sechsten Stellung oder sogar die *Bildung* einer neuen Ordnung im Weg hinauf in die Stellung. Die *Harmonisierung* besteht auch darin, dass nochmals alle »Perlen« der berührten und miteinander schwingenden Chakren wie aufgereiht werden in einen Strahl hinein, in eine Säule, die sich selbst trägt. Auf dieser Säule der Menschen ruht eine neue Welt.

Hier zusammengefasst wie auch nochmals die entsprechenden Sätze »hörend«, die in unglaublicher Weise von diesen Tätigkeiten Kunde geben, die sechs Stellungen in ihrer Folge:

- ***Ich denke die Rede – Gedankenkontrolle:*** Ätherleib tätig im physischen Leib: Leben (Schlafen);
- ***Ich rede – Initiative des Handelns:*** Astralleib tätig im Ätherleib: Aufwachen;
- ***Ich habe geredet – Erhabensein über Lust und Leid:*** das Ich als Tropfen Geist aus dem Kosmos tätig im Astralleib: Erinnern;
- ***Ich suche mich im Geiste – Positivität:*** das Ich als schöpferische Kraft tätig im Astralleib;
- ***Ich fühle mich in mir – Unvoreingenommenheit:*** das Ich als schöpferische Kraft über den Astralleib (»ich fühle …«!) tätig im Ätherleib;
- ***Ich bin auf dem Wege zum Geiste, zu mir – Gleichgewicht, Harmonie aller fünf Übungen:*** das Ich als schöpferische Kraft über den Ätherleib tätig im physischen Leib.

Führt man die Übung im Bewusstsein der sechs »Eigenschaften« oder »Tugenden« aus, kann man in aller Kürze und Essenz wirklich die Kraft der »Nebenübungen« durchleben und sich in diese neue, schaffende Identität hereinheben!

»Sich an das Umstülpen gewöhnen«

»Wenn wir hier den Menschen so umstülpen könnten, dass wir sein Inneres nach außen wenden würden, dass also zum Beispiel das Innere, das Herz dann die Oberfläche des Menschen wäre – er würde dabei nicht leben bleiben als physischer Mensch, das können Sie ja glauben –, aber wenn man ihn umstülpen könnte, im Herzen innerlich anfassen und ihn so wie einen Handschuh umstülpen, dann bliebe er nicht ein solcher Mensch, wie er hier ist, dann vergrößerte er sich zu einem Universum. Denn wenn man sich in einen Punkt, ins Herz hinein konzentriert und dann die Fähigkeit hat, im Geiste sich selber umzustülpen, dann wird man diese Welt, die man sonst erlebt zwischen dem Tode und einer neuen Geburt. Das ist das Geheimnis des menschlichen Inneren, welches nur in der physischen Welt nicht nach außen gestülpt werden kann. Aber das menschliche Herz ist eine umgestülpte Welt auch, und so hängt wiederum zusammen die physische Erdenwelt mit der geistigen Welt. Wir müssen uns gewöhnen an dieses Umstülpen.« (Rudolf Steiner)[44] – Dieses »Sich-Gewöhnen an das Umstülpen« kann durch die Übung »Ich denke die Rede« geübt werden. Das Herz wird zu einem Raum, zu einem Kraftfeld des Ich, das darin tätig ist.

Erst die tatsächliche eurythmische Ausführung brachte mich zu den Erfahrungen und bildete eine Substanz, in der ich mich, unabhängig von der äußeren Bewegung, innerlich bewegen und orientieren kann. Das möchte ich hier anregen! Wenn diese Substanz da ist, kann auch in *innerer* Regsamkeit, Bewegung und Wahrnehmung geübt werden. Man kann dann noch stärker mit den Herzkräften in die Stellungen hineinfühlen und sich in seiner ätherischen Gestalt erleben. Es ist aber sinnvoll, dann auch immer wieder in die eurythmische Ausführung zu gehen, um sich einerseits daran zu korrigieren und sich andererseits mit dem werdenden Engel in sich zu erfüllen.

Die sechs Tätigkeiten als Fähigkeiten im künstlerischen Üben

Was heißt das aber für die künstlerische Eurythmie? Um welche Qualitäten geht es? Wie können die Herzkräfte aktiviert werden bzw. wo und wann sind sie aktiv?

Die *Gedankenkontrolle* wird im künstlerischen Prozess als Qualität angesprochen, wenn eine Form so geschaffen, so bewegt wird, dass sie einen Sinn bekommt, dass man dem Strom zwischen den Worten, bzw. auf dem die Worte »schwimmen«, folgt, damit ein Gedicht als »Organismus« entsteht. Aber auch eine Form selbst hat eine Form*sprache*. Die Form eines Quadrates beispielsweise kann auch einfach ein vierfaches Gehen von Geraden in je eine andere Richtung sein. Damit es tatsächlich ein Quadrat wird, muss man jeden Weg, jede Bewegung auf die anderen beziehen, sodass ein Prozess entsteht, in welchem man willentlich tätig ist. Dies hat etwas sehr Stringentes, man kann es als etwas wie eine Kraftführung im Raum erleben. Es entsteht Klarheit im Sinngeschehen. Die Form hat dann einen inneren roten Faden.

Um Sprache oder Musik sichtbar zu machen fast das Wichtigste – und auch das, was am schnellsten verloren geht während des Übens – sind die »Orte« in einem Musikstück oder einem Gedicht, wo sich das neue Motiv bereits ankündigt und wo viel Bewegung vom Eurythmisierenden gefragt ist. Hier geht es um die *Initiative des Handelns,* denn die Bewegung, die hier verlangt wird, kommt nicht aus dem Gewordenen, nicht sozusagen aus der Materie, sondern aus dem geistigen Strom, der ein Musikstück oder ein Gedicht trägt. Dieser fordert einen stets auf, sich aus dem Geistigen hinüberzuschwingen in die sich bildende Form, wo wieder der Ton erklingt oder das Wort wieder gehört wird. Die Initiative zu dieser Bewegung muss dann ganz aus einem selbst kommen, es gibt zunächst keine äußere Veranlassung dazu. Das, was Veranlassung sein könnte, erscheint sinnlich erst im Nachhinein. (In einem Gedicht können diese »Orte« da gefunden werden, wo sich eine Frage stellen lässt wie »Was?«, »Wie?«, »Warum?«, »Wohin?« etc. Aber auch die Frage muss aus einem selbst kommen!)

Erhabensein über Lust und Leid wird dort aktiv geübt, wo das Gefühl in gewisser Weise anschaubar wird, wo im künstlerischen Tun das Fühlen kultiviert und sichtbar gemacht wird; es soll sich entfalten können und einen Raum bilden, den man wahrnimmt und der, wenn jemand zuschauen würde, wahrgenommen werden kann. In einem Gedicht oder in der Musik ist das innerlich anschaubare Gefühl die Grundlage für die Gestaltung. Das gesprochene Wort wird gleichzeitig innerlich gehört und gefühlt.

Die Fähigkeit der *Positivität* wird im Künstlerischen ausgebildet, indem aktiv die innere Verbindung zu dem, was werden will, was das Ideal eines Musikstückes oder eines Textes ist, gesucht wird. In dieser Verbindung kommt das Ideal fortwährend aus der Zukunft in die Gegenwart herein. Um aber das

Werdende zu sehen, braucht es ein Organ in uns, das das Werdende erleben und begreifen kann. Dieses Organ ist die Liebe. Liebe ist immer tätige Liebe, ist schöpferisch und schafft Sinn dadurch, *dass* sie tätig ist. Positivität ist aus diesem Blickwinkel Sinnschöpfung, was eben auch ganz konkret heißt, Bilder zu schaffen, in Bildern zu leben und zu bewegen.

Alles immer wieder neu zu erleben, neu zu befragen, neu zu verstehen, nichts für »fertig«, »abgeschlossen«, »verstanden« zu halten, das gibt im Künstlerischen die Lebendigkeit. Dafür braucht es *Unbefangenheit.* Sie wird geübt, indem man sich immer wieder selbst überraschen lässt, sei es von einer Gebärde, sei es von einem Wort, einer Wendung, einem Zusammenhang, einem Raum ... Alles bleibt dem Geistigen gegenüber immer offen.

Die sechste Tätigkeit des *Gleichgewichts, der Harmonie* aller fünf anderen Tätigkeiten ist die Fähigkeit, die Übungen nicht mehr getrennt voneinander zu erleben, sondern ineinander wirkend. Es ist auch die Fähigkeit, in allem, was man tut oder nicht tut, ein Zeuge und nicht nur ein Handelnder zu sein. Das hat auch damit zu tun, dass man gleichsam über die Schwelle gegangen ist – denn das Herz ist die Schwelle in uns und die Eurythmie die Kunst, die jenseits der Schwelle ein Bewusstsein bildet. Hier geht die »Blüte Himmel« auf. Der Himmel zieht hinaus, doch gleichzeitig bildet er auch Hülle. In diesem Himmel kann sich alles nur aus sich selber tragen. Man wird ein Zeuge seiner Taten. Man erhebt sich über sich selbst und ist doch immer stärker in sich gefestigt.

Rudolf Steiner hat immer wieder darauf hingewiesen, dass wir als Menschheit über die Schwelle gegangen sind. Er gab – so kann man ahnen – die Nebenübungen, und für die Eurythmie eine Grundübung, um mit dieser Schwellensituation umgehen zu können, um aufzuwachen für die Konsequenzen und zugleich für das Geschenk, das uns die Schwelle gibt, zu seinem Engelsein emporzuwachsen. Unzählige Wunder ergeben sich dann.

Im nächsten Kapitel geht es um dieses künstlerische Üben. Darin werden Herzkräfte gebildet. Herzkräfte, die mit einem ganz neuen Herzbegriff zu tun haben. Es ist eine Auferstehungswelt, um die es geht. – Es beginnt nie im Physischen, das Physische wird unmittelbar in einen Lebensprozess hineingehoben. Darin gilt es aufzuwachen und ein Bleibendes, innerlich Anschaubares zu schaffen. Und wenn man so weit gekommen ist, muss das Ganze umgestülpt werden – *denn nun können Sie schöpferisch werden, es Sprache werden lassen, die SIE sprechen.*

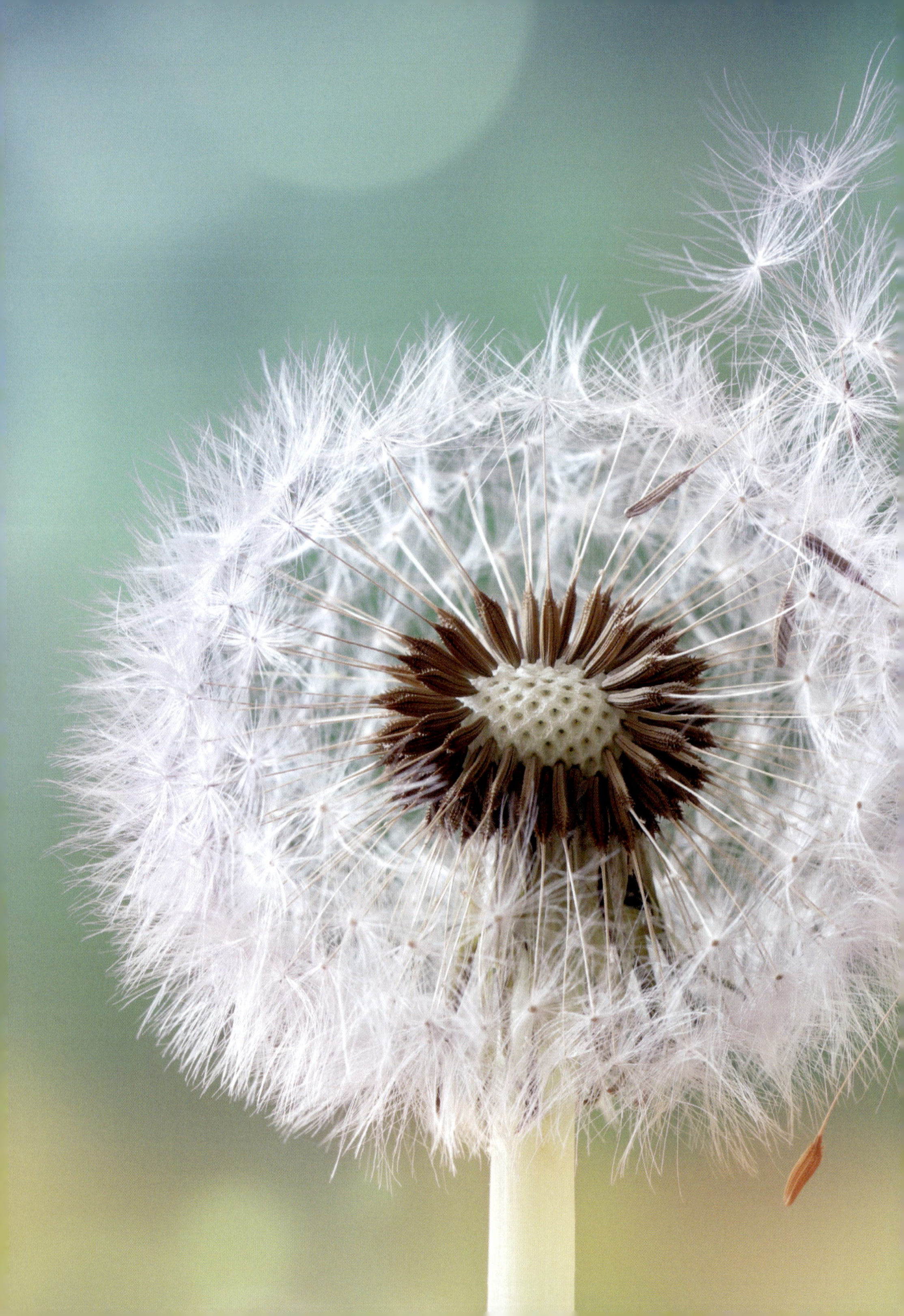

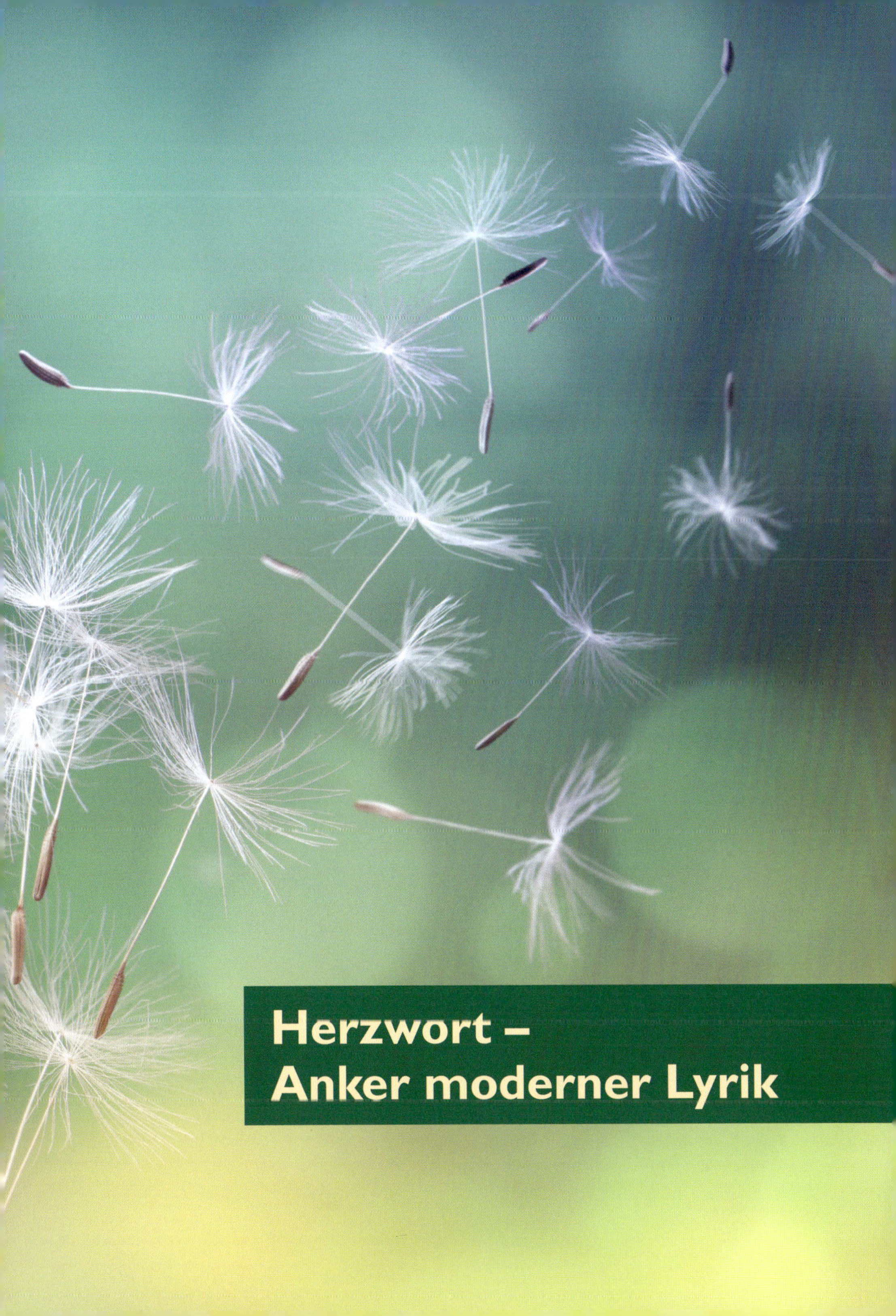

Herzwort – Anker moderner Lyrik

Worte sind reife Granatäpfel,
sie fallen zur Erde
und öffnen sich.
Es wird alles Innre nach außen gekehrt,
die Frucht stellt ihr Geheimnis bloß
und zeigt ihren Samen,
ein neues Geheimnis.
Hilde Domin[45]

Was in diesem Kapitel versucht wird, hat viel mit dem zu tun, was Hilde Domin in ihrem Gedicht zur Sprache bringt, dass nämlich Worte wie Früchte sind, die im Innern eine neue Welt, ein neues Geheimnis tragen. Damit sie dieses Geheimnis preisgeben, müssen sie zur Erde fallen und sich öffnen. Doch wo ist die Erde der Worte?

Unser Herz ist die Erde der Worte. Hier können sie aufgehen, hier können sie den Samen zeigen, den sie tragen. Die Eurythmie kann den Samen zu einem neuen Wort bilden, das die Welt neu belebt, das die Welt in der Lebensschicht befruchtet.

Wenn rundum Waldsterben, Bienensterben, Verarmung der natürlichen Vielfalt der Pflanzenwelt zu erleben ist, so kann hier eine mögliche Tätigkeit entstehen, die Diversität, Vitalität und Lebenskräfte in die Welt bringt. In der Eurythmie bewegen und schöpfen wir Ätherkräfte, die zurückwirken auf die Erde, auf der wir als Menschen selbst das Wort sind.[46] Wie wir unser eigenes Geheimnis erfahren, das wir als Same in uns tragen, können wir von den Worten lernen, die ihre Erde in unseren Herzen haben. Wenn wir unser Herz zur Erde von Worten machen, es auflockern wie der Bauer die Erde, es freilegen, dafür sorgen, dass es Sonne und Wasser bekommt, es fruchtbar machen, kann uns als Mensch langsam ein neues Geheimnis aufgehen ...

Das wird im folgenden Kapitel anzuregen versucht. Es ist jedoch immer ein Anfang. Wie es weitergeht, kann nicht im Buch stehen. Das ist in Ihre Hände gelegt.

Doch noch vor jeder Übung und jedem Gedicht sei das Wort H-E-R-Z selbst durch die eurythmischen Laute betrachtet.

Das Wort »Herz« beginnt mit H. Dieser Laut hat die Besonderheit, dass er eine zweifache Bewegung in sich trägt. Die eine befreit sich nach außen, die andere bringt zurück nach innen. Das ist wie ein atmendes Pendelschwingen. Dieser Laut widerspiegelt darin schon sehr viel von dem, was das Herz ist und tut. Gleichzeitig bildet er fortwährend Umkreis und Punkt – und kommt er zum Punkt, wird der Umkreis groß, und bildet er Umkreis, beginnt der Punkt zu leuchten. Auch das ist ein Abbild der Herztätigkeit. Diese Charakteristik geht auch durch alle im Folgenden beschriebenen Gedichte hindurch!

Der nächste Laut E im Wort Herz ist kein geschlossenes E wie beispielsweise in »Fels«, sondern leicht geöffnet in ein A hinein. Man kann auch sagen: Das E will darin A werden, oder umgekehrt hat sich das A verinnerlicht in ein E hinein. (Im Englischen ist es noch ein A.) Die Gebärde kann erlebt werden in einem E, das eben noch offen ist, und je nachdem kann man sie von innen sich öffnend oder von außen zusammengeschoben gestalten. – Und das ist der einzige Vokal in diesem Wort! Er geht also ganz mit der Bewegung des Anfangslautes des Wortes mit, d.h. der Innenraum erfasst in sich die Außenwelt des Konsonanten und schmiegt sich an seine Tätigkeit an. Er bildet Raum für das, was in der Außenwelt geschieht.

Wie natürlich kommt dann das R, das alles belebt und regsam macht …

Das Wort schließt sich ab mit dem Z, das aber wie ein C klingt. Im Z hört man das Ziel – genau dieser Ort ist gemeint und kein anderer. Im C werden Leichtekräfte frei, die helfen zu gesunden.

So stellt die Frucht des Wortes »Herz« ihr Geheimnis bloß. Der Same liegt im Prozess, der im Wort hörbar wird. Worte sind Geschehnisse. Das ist vielleicht ihr größtes Geheimnis. Deshalb können die folgenden Gedichte auch im Sinne von Herz*übungen* sinnlich stumm eurythmisiert werden. Sie können durch die Bewegung hindurch sprechen lernen.[47] Auch haben Sie alle Zeit der Welt, denn die wahre Sprache hat nicht das Tempo, das wir gewohnt sind im Umgang zwischen uns Menschen, sondern sie lebt in der inneren Bewegung selbst wie auch im schöpferischen Hervorbringen derselben.

»Das Wort webt« – Das Ich im Wort

Das Wort webt
mitten hindurch
mitten durch mich
mitten im Wort
webe – Ich.

In diesem Gedicht kann das Herz durch das Wort belebt, geöffnet und befruchtet werden. Das Ich und das Wort sind auf einer Ebene eins und sie sind unmittelbar mit dem Herzorgan verbunden. Deshalb kann Rudolf Steiner den Anfang des Johannes-Evangeliums auch so übersetzen (siehe auch diesen Spruch als Gestaltungsmöglichkeit, Seite 111 ff.):

Am Anfang war das Wort
und das Wort war bei Gott
und ein Gott war das Wort
und das Wort wohnt in meinem Herzen.[48]

Es ist ganz schlicht, sowohl in der Gestaltung als auch in der Form. Es geht um dieses Eins-Werden von Wort, Herz und Ich.

Zur Form

Zu dem Gedicht »Das Wort webt« können Sie sich in einer Geraden zwischen vorne und hinten bewegen. (Versuchen Sie selbst eine Einteilung zu finden und zu entscheiden, wie oft Sie vor und zurück gehen. Einfacher ist es, mit einer Bewegung nach vorne zu beginnen. Gehen Sie jedoch im Ganzen künstlerisch, nicht rechnerisch daran.) Dabei nehmen Sie die Lautgestaltung immer in die Raumesrichtung hinein. Sie können auch empfinden, wie die Laute selbst Sie mitnehmen in eine Richtung, zum Beispiel am Anfang das W, wie es von hinten wie eine Welle kommt und Sie mitnimmt und wie Sie selbst W sind im Bewegen nach vorne. Sie selbst sind gefühlsmäßig immer die Mitte zwischen hinten und vorne bzw. mitten zwischen hinten und vorne, egal wo genau Sie sich auf der Geraden befinden! Am Ende des Gedichtes jedoch umfassen Sie hinten und vorne zu einer Einheit in Ihrem Ich durch Ihre Präsenz in der Aufrichtekraft.

Vorschlag für die Lautgebärden

- *Das Wort webt:* von hinten durch Sie hindurch webend;
- *mitten hindurch:* im M die Mitte wirklich bilden und wahrnehmen; das H öffnend, insbesondere in den Schulterblättern und Oberarmen, damit das U von den Unterarmen ausgehend nach oben frei ist;
- *mitten durch mich:* das M ist stärker als das I ...
- *mitten im Wort*
- *webe – Ich.*

Anregung zur Empfindungsqualität bzw. zum Bewusstseinsfokus

- *Das Wort webt:* Das W kommt wie eine Welle; erleben Sie die Schönheit dieser Bewegung, die das Wort wirklich trägt! Erleben Sie auch hier bereits den »Wellengang« in Ihrer Empfindung, in Ihrem Herzraum.
- *mitten hindurch:* Gehen Sie mit dem Gefühl durch Ihre eigene Mitte hindurch. Die Konsonanten schaffen Raum, die Vokale sind wie ein Klang darin und müssen nicht zur vollen sinnlichen Form kommen. Wichtiger ist, dass sie in Ihnen und Ihrer Gestalt erscheinen.
- *mitten durch mich:* Hier wird dieses Geschehen in gewisser Weise wiederholt, bejaht. Das I erscheint aber auch vorbereitend für das »Ich« am Ende des Gedichtes. Hier ist es noch mehr Tor, am Ende werden *Sie* in diesem Raum präsent sein.
- *mitten im Wort:* Nochmals mitten hindurch ... nochmals das Wort im W erfahren und Ihre Tätigkeit, *um* es zu erfahren, wahrnehmen – nämlich webend lebendig!
- *webe – Ich.*

»Ich habe den Menschen gesehn« – Das Ich in der Liebe

Ich habe den MENSCHEN gesehn in seiner tiefsten Gestalt,
ich kenne die Welt bis auf den Grundgehalt.
Ich weiß, dass Liebe, Liebe ihr tiefster Sinn,
und dass ich da, um immer mehr zu lieben, bin.
Christian Morgenstern[49]

Dies ist ein Gedicht, das im Stehen durch die Art der Lautgestaltung und den Bewusstseinsraum, der aufgespannt wird, zu einer wunderbaren Übung werden kann. Es greift in seinem Sinngehalt die Übung »Liebe-E« (siehe Seite 36 ff.) auf.

Vorschlag für die Lautgebärden

- *Ich habe den Menschen gesehn in seiner tiefsten Gestalt:* ein großes E entstehen lassen, dann ein offenes A herunter in der Empfindung der Hingabe; die Hände in beiden Lauten nach vorne offen, jedoch ohne Spannung darin.

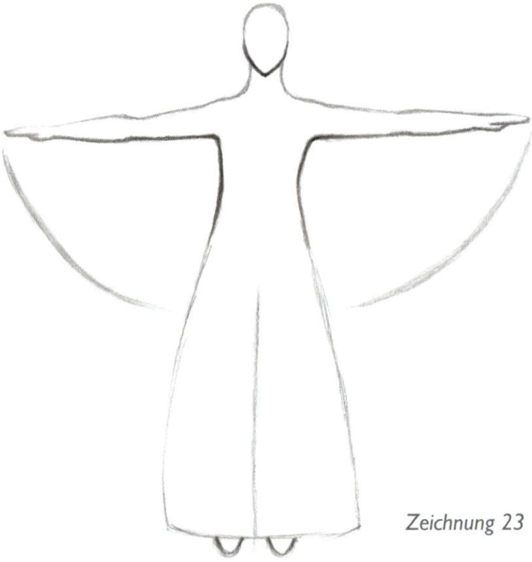

Zeichnung 23

- *ich kenne die Welt bis auf den Grundgehalt:* von innen wieder ein großes E greifen, die Gebärde durchdringen, die Handflächen eher nach unten zeigend, sodass Weite in der Gebärde erlebt werden kann (Zeichnung 23); dann wieder A herunter (ohne die Hände zu drehen), jedoch mit stärkerer Muskelspannung, wie es haltend.
- *Ich weiß, dass Liebe, Liebe ihr tiefster Sinn:* Hände zum Herzen – »ich weiß«; daraus ein großes I entstehen lassen und

wieder ein I zum Herzen führen, während Sie ätherisch groß bleiben! Dabei löst sich der untere Arm des I.

- *und dass ich da, um immer mehr zu lieben, bin:* ein strahlendes I (ich bin), Präsenz, die sich in ein A hinein hingibt; dann die Liebegebärde und darin sich aufrichten, ohne die Arme zu lösen.

Anregung zur Empfindungsqualität bzw. zum Bewusstseinsfokus

- *Ich habe den Menschen gesehn in seiner tiefsten Gestalt:* Im großen E strömt Liebe, die mit dem Herzen sieht, Mitgefühl im Anblick *des* Menschen, der wie ein Gegenüber erlebt werden kann. Das A entsteht aus der Hingabe, und im A selbst strömt Ehrfurcht vor *dem* Menschen.
- *ich kenne die Welt bis auf den Grundgehalt:* Der Anblick des Menschen in der ersten Zeile lässt Sie gleichsam die Welt erst erkennen; deshalb hier mehr von innen. Nun ist der Satz auch im Präsenz formuliert. Im »Grundgehalt« können Sie auch die Schwere empfinden, die durch das U hereinkommt.
- *Ich weiß, dass Liebe, Liebe ihr tiefster Sinn:* »Ich weiß« mit dem Herzen, in der Empfindung wissen; dann kann das I in der Liebe daraus entstehen. Und dieses Wissen um die Liebe vergeht nicht, d.h. die Gebärde für »Sinn« steht immer noch im Zusammenhang mit dem »Ich weiß«; das Wissen wird zur Weisheit in der Liebe.
- *und dass ich da, um immer mehr zu lieben, bin:* Der »Sinn« wirkt wiederum weiter – denn darum sind Sie da! Lassen Sie Ihr Herz es in der Liebegebärde aussprechen; doch dann im »bin« durchströmt Sie etwas Größeres darin ...

»Da, wo die Sterne mir wuchsen« – Der Himmelsraum des Herzens

Zu beiden Händen, da
wo die Sterne mir wuchsen, fern
allen Himmeln, nah
allen Himmeln:
Wie
wacht es sich da! Wie
tut sich die Welt uns auf, mitten
durch uns!
Paul Celan[50]

Auch dieses Gedicht können Sie fast im Stehen bewegen; stehen Sie nur einfach so locker und frei, dass Ihre Beine und Füße mitatmen und auch im Raum mitbewegen können.

Das Gedicht spricht sich selber aus.

- »Nehmen« Sie Ihr Ätherherz in Ihre Hände – *Zu beiden Händen.*
- Nehmen Sie es real, empfinden Sie den Raum zwischen Ihren Händen, *da, wo die Sterne mir wuchsen.*
- Atmen Sie Licht zwischen Ihren Händen, in Ihrem Herzen ist der Himmel, es ist *fern allen Himmeln.*
- Dann aber öffnen Sie Ihr Herz und weiten Sie die Gebärde, erleben Sie die Fülle, die hereinströmt, denn es ist auch *nah allen Himmeln.*
- Zwischen diesem fern und nah allen Himmeln können Sie pendeln, atmen. Holen Sie die Substanz zu sich, indem Sie den Raum hereinholen, ballen und sich darin aufrichten, sodass der Herzraum dennoch offen bleibt. Denn: *Wie wacht es sich da!*
- Lösen Sie dann die geballte Gebärde wieder, werden Sie weit, doch bleiben Sie darin präsent, seien Sie mitten in der Welt – *wie tut sich die Welt uns auf …*

- Und erleben Sie – im Herzen weit bleibend – über oben in einer U-Gebärde zu sich kommend wieder Ihr Ätherherz zwischen Ihren Händen fokussierend, sodass Sie am Ende Punkt und Umkreis fühlen: *mitten durch uns!*

»Und die zwei Prozesse begegnen sich wiederum, Atmungs- und Blutbildungsprozess, und ihre Begegnung geschieht im menschlichen Herzen. Sie sehen, die ganze Außenwelt, insofern sie auch das Äußere des Menschen einschließt, tritt uns als eine Dualität entgegen, die sich im menschlichen Herzen staut, die im menschlichen Herzen zu einer Art von Ausgleich strebt.

Und so können wir zu einem merkwürdigen Bild kommen, zu dem Bild des menschlichen Herzens mit seiner Innerlichkeit, mit seinem Synthetisieren desjenigen, was äußerlich auf uns nach dem ganzen Umfang des Leibes einwirkt, ein Synthetisieren, und in der Außenwelt ein Analysieren, ein überall Zerstreutsein desjenigen, was im Herzen, ich möchte sagen, zusammengeschoppt ist. Sie kommen da zu der wichtigen Vorstellung, die man etwa so aussprechen könnte: Sie gucken in die Welt hinaus und sehen den Umkreis und fragen sich: Was ist da in diesem Umkreis, was wirkt aus diesem Umkreis herein? Wo finde ich irgendetwas in mir, was damit verwandt und gleicher Art ist? – Wenn ich in mein eigenes Herz hineinschaue! Da ist gewissermaßen der umgekehrte Himmel drinnen, das polarisch Entgegengesetzte. Während Sie hier das Peripherische haben, den, ich möchte sagen, ins Unendliche erweiterten Punkt, haben Sie den Kreis zusammengenommen im menschlichen Herzen.« Rudolf Steiner[51]

»Immer sind es die Menschen« – Das Herz leuchtet

Immer sind es
die Menschen

Du weißt es

Ihr Herz
ist ein kleiner Stern
der die Erde
beleuchtet

Rose Ausländer[52]

Wenn die Kräfte des Herzens den Worten dieses Gedichts folgen, entsteht es wie von selbst im Innern neu. Das ist sozusagen das Wunder dieses Gedichts. Es führt einen immer wieder zur Quelle seiner Sprache. Mit der Zeit können Sie lernen, immer mehr daraus zu bewegen, woraus die Dichterin die Worte erst fand für das, was sie erlebte. Dann werden Sie selbst immer wieder neu Schöpfer des Gedichts.

Zur Form

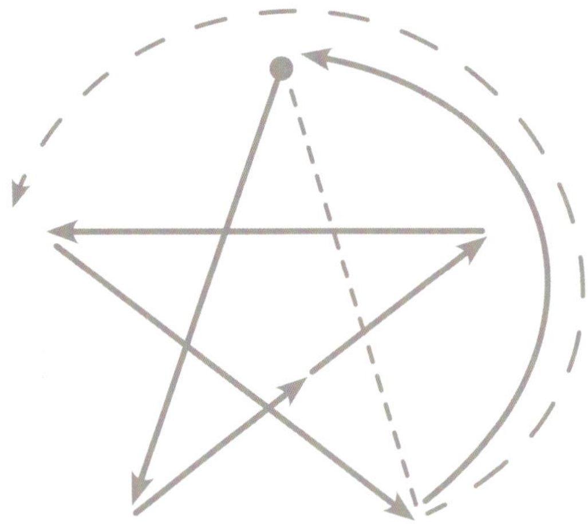

Die Form ist auf einen Fünfstern aufgebaut. Zu Beginn stehen Sie auf dem Kopf des Sterns und beginnen die Bewegung zum rechten Fuß ... Hier gilt wieder: Jede Form ist eine Sinnform und keine Ansammlung von Strichen. Und den Sinn geben *Sie*. Von einer Richtung oder einem Ort zum andern kommen Sie durch Fragen, die das, was war, und das, was kommt, miteinander verbinden, beispielsweise:

- *Immer sind es* – wer? was?
- *die Menschen* – warum?
- *Du weißt es* – wie?
- *Ihr Herz* – was ist mit dem Herz?
- *ist ein kleiner Stern* – was tut der Stern?
- *der die Erde* – was? wie?
- *beleuchtet*

Dadurch kann der Sinnstrom fließen und es entsteht eben eine Form, es entsteht auch eine dynamische Form. Diese ist im Raum, nicht am Boden, denn sie geht durch Ihr Herz hindurch. Die Fragen werden vom Zeitstrom, der aus der Zukunft kommt, »gewollt« und müssen vom Herzen aus beantwortet werden.

Die Einteilung der Form ist folgendermaßen:

- *Immer sind es die Menschen:* vom Kopf des Sterns zum rechten Fuß;
- *Du weißt es:* zur Mitte des zweiten Weges;
- *Ihr Herz:* der zweite Weg zu Ende (und gleich weiter!);
- *ist ein kleiner Stern:* horizontaler Weg des Sterns;
- *der die Erde:* vom rechten Arm des Sterns zum linken Fuß (also zur Erde);
- *beleuchtet:* Kreisbogen zurück zum Anfangsplatz oder auch weiter.

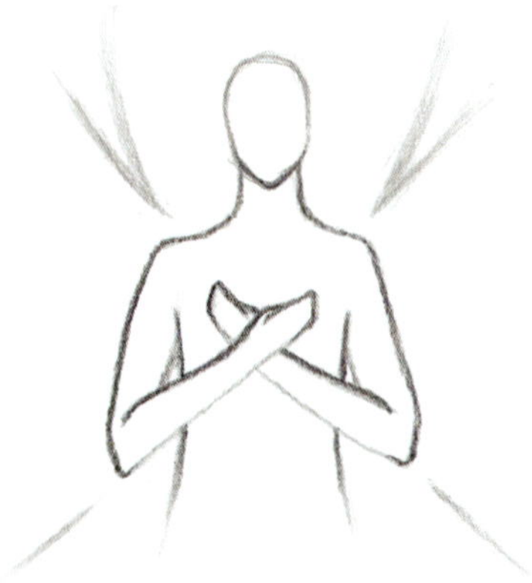

Zeichnung 24

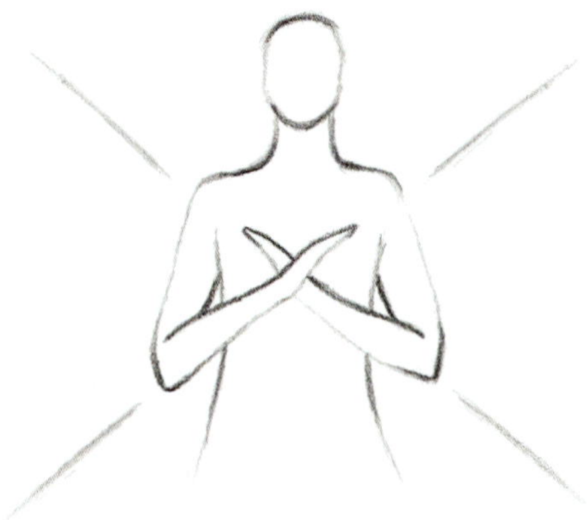

Zeichnung 25

Vorschlag für die Lautgebärden

- *Immer sind es die Menschen:* M, den Herzraum wahrnehmen, ihn durchtasten, durchmessen, durchatmen;
- *Du weißt es:* eine hereinführende Gebärde u-ei-e zum Herzen, zu einem Ehrfurchts-E mit Innenraum (Zeichnung 24);
- *Ihr Herz:* diesen Innenraum öffnen, aber nicht verschleudern, sondern wahrnehmen im H;
- *ist ein kleiner Stern:* das L wie im Übergang zu einem kleinen E vor der Mitte; im E die Herzkräfte fokussieren, in Strahlen bündeln (Zeichnung 25);
- *der die Erde:* sich der Erde öffnen in einem großen E;
- *beleuchtet:* im L Punkt und Umkreis verbinden.

zur Empfindungsqualität bzw. zum Bewusstseinsfokus

- *Immer sind es die Menschen:* Nehmen Sie zuerst den Herzraum (hinten und vorne) wahr und erleben Sie dadurch die Worte der Dichterin. Das M wird daraus geboren.

- *Du weißt es:* Bevor Sie die Bewegung ansetzen, weiß es das Herz schon. Bilden Sie wie ein kleines Ohr mit Ihrer Gebärde. Das »es« bezieht sich auf das »leuchten« am Ende! Hier beginnt es bereits!
- *Ihr Herz:* Das H hier ist wie der Anfang der Antwort darauf; das Herz *ist* hier schon Stern, auch wenn das Wort erst danach hörbar wird.
- *ist ein kleiner Stern:* Das Herz leuchtet, und die Gebärde macht es (nur) sichtbar.
- *der die Erde:* Nun strömt das Leuchten durch die Arme, der Herzstern wächst hinaus und Sie stehen mittendrin; der ganze Umkreis leuchtet – verbunden mit Ihrem Herzen! Bleiben Sie gut zentriert.
- *beleuchtet:* Das L ist dann sozusagen die letzte Konsequenz davon. Dieses Wort, dieses Leuchten hat das ganze Gedicht aus der Zukunft entstehen lassen. Bleiben Sie groß darin, auch wenn die Gebärde nach unten und innen greift. Hier erfüllt sich die Herzkraft, die Herzensweite und Größe Ihrer eigenen Mitte.

»Geistvolles Hinüberschwingen«

In einem »Motivschwung« bzw. einem »geistvollen Hinüberschwingen« von einem musikalischen oder einem Sprach-Motiv zum nächsten lässt man das alte Motiv los, während man *gleichzeitig* das neue empfängt. Die physisch dazu verfügbare Zeit ist kaum messbar. Die geistig dazu verfügbare Zeit ist jedoch unendlich, denn es öffnet sich darin ein Raum zu einer anderen Dimension von Leben. Das Leben selbst, die geistige Welt, öffnet sich und impulsiert die Bewegung. Aus dieser Dimension entsteht der eigentliche »Schwung«. Durch die Bereitschaft des Menschen, der eurythmisiert, in jedem Moment sich selbst zu ergreifen und geistig hinüberzuschwingen in ein neues Motiv, hin zu einem neuen Wort, das eine neue Welt öffnet, tut er das, was in der Funktion des Herzens liegt, nämlich immer im Lebensstrom zu wirken. Der Mensch beginnt wie die Herz*tätigkeit* tätig zu sein. Er wird Herz als ganzer Mensch – die Herztätigkeit ist *Trägerin* des geistigen Stromes im Wort. Erst dann kann er auch als ganzer Mensch Kehlkopf werden im eurythmischen Sprechen. – Der Kehlkopf bringt das Wort zur *Erscheinung.*

»Nicht müde werden« – Sich dem Wunder öffnen

Nicht müde werden
sondern dem Wunder
leise
wie einem Vogel
die Hand hinhalten.
Hilde Domin[53]

Etwas in uns wird nie müde, wie die Sonne nie müde wird, zu leuchten. Der kleine Prinz sagt es ganz einfach: »Man sieht nur mit dem Herzen gut.«[54] Denn das Herz sieht alles immer wieder wie neu. Es hört alles wie aus dem Wesen, das spricht, selbst. Es ahnt die Wunder einer Welt, in der immer alles gut werden darf.

Hilde Domin bringt das wunderbare Bild der offenen Hand. In der Mitte der Handfläche gibt es eine Stelle, die wie das Herz oder das Auge der Hand ist. Berühren Sie sie einmal, diese zarte Stelle in Ihren Händen. Bilden Sie dann eine Schale mit einer oder auch mit beiden Händen und empfinden Sie, wie sich unmittelbar eine Verbindung zu Ihrer Mitte erschließen kann. Und das Herz wird dann in seiner Stellung in der Mitte des ganzen Brustbereichs auch wie eine solche zarte Stelle im ganzen Menschen, oder wie ein Auge, das wirklich sehen kann!

Doch geht es noch weiter, denn es heißt: »*wie einem Vogel* die Hand hinhalten.« Wenn man wie einem Vogel die Hand hinhält, so ist das tatsächlich leise, im eigenen Wesen wird es ganz still, denn man will den Vogel nicht verscheuchen, nicht stören mit den eigenen Wünschen und Vorstellungen. Man hält die Hand hin und nimmt sich innerlich zurück, bleibt aber ganz offen für das Geschehen. Man bleibt bei sich im Sich-Öffnen. Denn »Hinhalten« ist eine Aktivität, während zum Beispiel »Warten« passiv wäre. Das ist das Wichtige.

Dieses Gedicht ist eine Zukunftsmeditation! Eine Vorübung kann sein, in den Zukunftsraum zu schreiten, eins zu werden mit dem Strom, der aus der Zukunft Ihnen in jedem Schritt entgegenkommt (siehe die Übung »Dem Kommenden entgegenschreiten«, Seite 44). Dies ist das Geschehen des ersten Satzes im Gedicht. Die Aufrichte ist darin von dem I im *nicht* und das Vorwärtsgehen im M von *nicht müde werden* ... So beginnt dieses Gedicht mit dem Sich-Öffnen für das Werdende, das Kommende, das Wunder, und Sie werden eins mit diesem Strom.

Vorschlag für die Lautgebärden

- *Nicht müde werden:* verneinend N und zugleich aufrichtend I; den Herzraum M durchtastend; W – ein inneres In-Bewegung-Bringen;
- *sondern dem Wunder:* O nach vorne, vor dem Herzen; W von hinten kommend, Sie durchwellend, durchwebend;
- *leise:* ein kleines L, »leise«;
- *wie einem Vogel:* I in einem Arm, hingehend zum »Vogel« und zugleich aufrichtend; ein kleines V mit der anderen Hand zur ersten kommend, zusammen ein O bildend, im L in den Händen den Vogel fühlen;
- *die Hand hinhalten:* im Herzen mit H ins A in der Gebärde öffnen und innerhalb der A-Gebärde Hi – Ha erleben.

Vorschlag für die Empfindungsqualität in der Lautgestaltung

- *Nicht müde werden:* Im »Nicht« ist ein »Ich« enthalten, das sich aufrichtet und wach bleibt – *das* heißt: nicht müde werden. Sie können in diesem Sinne mit einer Hand ein N nach hinten loslassen und sich gleichzeitig in ein I in der Gestalt aufrichten, welches nun das M zu durchwachen vermag. Und dann ein W! Dieses bereitet das andere W des Wunders im Innern schon vor, ist ein inneres In-Bewegung-Kommen, ist die seelische Bereitschaft für das Wunder.
- *sondern dem Wunder:* mit einem großen O von »sondern« (das klanglich eine Offenheit ins A hinein hat, im Gegensatz zum O von »Vogel«, das dann geschlossener ist und eine Form, einen Körper bildet) den Herzraum öffnen, in dem eben das Wunder erst geschehen *kann*. Und dann lassen Sie es (von hinten) kommen im W, diesem Laut, der den Raum durchwebt, der lange schon da ist, bevor er sinnlich erscheint, der wirkt und webt und wandelt, was fest ist, der Bewegung ist, die weiterträgt und weitergeht.

- *leise:* im L den Herzraum frei werden lassen, sich in Ihrem ganzen Wesen zurücknehmen, damit das Wunder geschehen kann …
- *wie einem Vogel:* In diesen Raum, den Sie geöffnet haben, halten Sie die eine Hand mit dem I hinein; runden Sie dann die Hand zur Schale im O von »Vogel«, die andere kommt dazu … Fühlen Sie das weiche Gefieder des Vogels im L, gleichzeitig geht ein L immer durch unsere Mitte hindurch, sodass die Offenheit bleibt.
- *die Hand hinhalten:* Diese letzte Zeile des Gedichtes ist geprägt von drei H's! Es ist, als würde nun das Herz in die Gebärde des Hinhaltens hineinpulsieren. (Sie können zunächst nur den Laut H mit seinem ihm innewohnenden Pulsschlag in einer großen Gebärde bewegen.) Was tut das H? Es befreit, es öffnet, es macht licht und leicht – alles Eigenschaften des Herzens, wenn es sich der Zukunft öffnen möchte.
  Reduzieren Sie die äußere Gebärde immer stärker, bis Sie erleben: Es ist der Brustraum, der Herzraum, der pulsiert und die Arme mitbewegt. Nun können Sie das H in die Vokale einmünden lassen. Am Ende gehen Sie von dem eben empfundenen Vogel aus und der Gebärde der Schale in beiden Händen. Die öffnen sich mit dem ersten H-Pulsschlag ins A, mit dem zweiten kommt nochmals ein hinstreckendes I dazu und mit dem dritten wieder ein A, in dem das I noch anwesend ist.
  Die ganze Zeile ist aber vom A getragen. Das A ist im Herzen Schale-bildend – das ist die Grundstimmung.

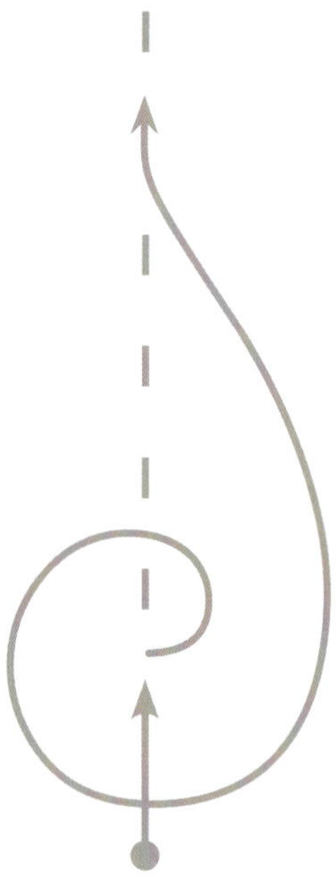

Nun ist das Gedicht zu Ende, aber es klingt noch nach. Lösen Sie die Gebärde schlicht und bleiben Sie in Ihrem Herzen offen für das Wunder, für die Zukunft in der Gegenwart, für das Geschehende.

Vorschlag für die Bewegung im Raum

Die Raumbewegung macht den inneren Weg sichtbar. Sie beginnt mit dem Vorwärtsschreiten in den offenen Raum *(Nicht müde werden)*. Die Intention bleibt nach »vorwärts«. Doch dann bilden Sie einen Herzraum im Beginn der Ausspiralung *(sondern dem Wunder)*, fühlen Sie die Bewegung des Wunders darin und werden Sie leise in Ihrem Wesen, wenn die Spirale zum Bogen über hinten wird, um in dieser inneren Stille dem Wunder entgegenzugehen (wieder nach vorne), den Zukunftsraum zu betreten und mit ihm eins zu werden.

»Erwachen und Blühen« – Das im Herzen auferstehende Wort

Heil, Herz, und hoff,
das Wort ward Stoff,
und zur Gestalt
erblühte seine Lichtgewalt.
Ernst Barlach[55]

Im ersten Moment könnte man denken, das Gedicht von dem Bildhauer Ernst Barlach sei ein Weihnachtsgedicht, um dann zu erleben, es ist ein Ostergedicht, und um schließlich zu empfinden, es verbindet Weihnachten mit Ostern. Diese Verbindung ist jedoch nicht an den Jahreslauf gebunden, sondern ein Geschehen, das uns zum Menschen macht.

Das Gedicht spricht zum Herzen, da wird das »Wort« geboren. Hier leuchtet es bereits. Das »Wort« ist das Leuchten in unserem Herzen, es ist das, was *in uns zu sich selbst* geboren wird. Doch zugleich stirbt es in den Stoff hinein. Dort wendet sich etwas, ein neuer Keim entsteht – Sterben ist geboren werden! Dies alles fasst Barlach in dem Wörtchen »und« zusammen! In diesem »und« entsteht eine neue Welt: Die Substanz des Wortes leuchtet und blüht von innen, bis sie etwas Neues bildet, bis das »Wort« eine Gestalt formt nach den Gesetzen seines Wesens.

Vorschlag für die Lautgebärden

- *Heil, Herz, und hoff:* H, H, H, pulsierend hinaus, zurück, hinaus;
- *das Wort ward Stoff:* O nach oben, T-FF in die Tiefe des Stoffes;
- *und zur Gestalt:* G, Raum öffnend, in dem das Wort blühen kann, und gleichzeitig Gestalt bildend;

- *erblühte seine Lichtgewalt:* L erblühend – I strahlend und A dazuklingend, indem Sie den anderen Arm dazu zum Winkel bilden. (Das Licht ist die Ursache für die »Gewalt« und nicht umgekehrt, d. h. das I ist dominant, das A gesellt sich dazu ...).

Anregung zur Empfindungsqualität bzw. zum Bewusstseinsfokus

- *Heil, Herz, und hoff:* Öffnen Sie im ersten H den Herzraum, bleiben Sie mit Ihren Händen in Liebe mit Ihrer Mitte verbunden – »heilen« heißt ganz werden; so soll in diesem ersten H eine Hülle empfunden werden. Empfinden Sie im zweiten H das Herz in seiner Tiefe *konkret;* im dritten H können Sie dann loslassen, sich einfach nur öffnen und empfangen ...
- *das Wort ward Stoff:* Hier ein kleiner Hinweis zur Schönheit der Sprache! – Das O erklingt hier drei Mal – in »hoff«, »Wort« und »Stoff«. Von einem Wort zum nächsten wird der Raum für diesen Klang enger! Im H bekommt er geradezu Aufwind, mit dem W wird er weitergetragen, und im »Stoff« bekommt er eine starke Form um sich. Es besteht jedenfalls ein Zusammenhang und es geht ein Strom hindurch, der geradezu nach einem Gestaltungswillen ruft.
- *und zur Gestalt:* Das G ist hier eigentlich das, was aus dem Licht entsteht, denn die Lichtgewalt blüht und wird zur Gestalt. D.h.: Bleiben Sie ätherisch im G, wenn Sie weitersprechen im L – I – A! Im Innern des G leuchtet bereits das I.
- *erblühte seine Lichtgewalt:* Wie auch im Gedicht von Rose Ausländer »Immer sind es die Menschen« wird auch hier am Ende erst hörbar, was das erste Wort des Gedichtes bereits hervorgebracht hat. Das Licht durchtönt alles, und am Ende werden Sie eins damit in der Gebärde. Reine Gegenwart erfüllt sich, Sie in Kongruenz mit dem Zukunftsstrom!

Zur Form

Die erste Form ist ein Pulsieren aus dem H, das öffnet, das wieder zu Ihnen zurückkommt in »Herz« und wieder hinausgeht. Sie kann in der Realität auch anders aussehen – dies ist nur ein Versuch, dieses Pulsieren aufzuzeichnen.

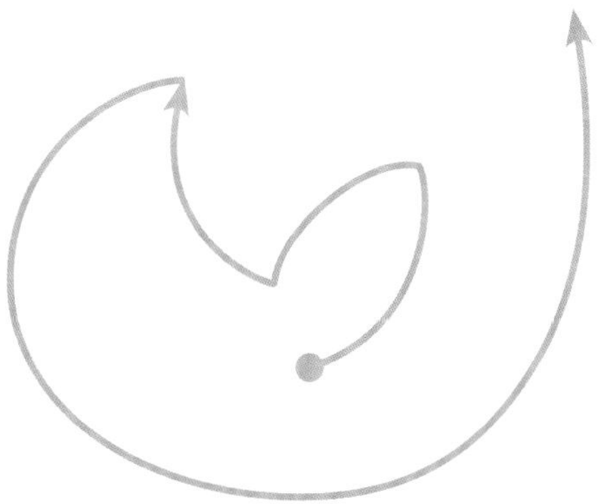

Dann kommt dazwischen die Frage: wofür? – Diese bringt Sie weiter, die Antwort kann im Himmelsbogen kommen! Führen Sie diesen Himmelsbogen für das Wort stringent zur Erde – der Geist wird Stoff.

In der zweiten Form geht die Antwort weiter, wird differenziert – lassen Sie das Geistige des Wortes zur Gestalt werden in der Einspiralung und lassen Sie es als Licht daraus hervorblühen in der Auswicklung. Tun Sie es, weil Sie gleichzeitig wahrnehmen, dass es geschieht. Empfinden Sie, dass

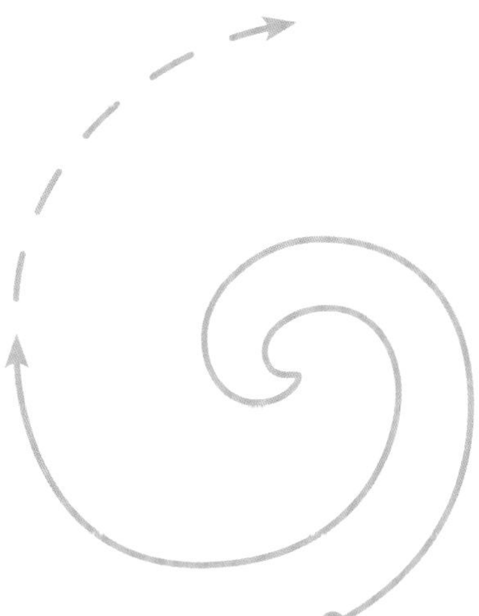

gleichsam das Wort selbst es so will! Wichtig ist dabei die Wende in Ihnen – und dadurch auch in der Form. Es heißt »Und zur Gestalt« – was? wie? – »... erblühte seine Lichtgewalt«. Also *das Licht formt* die Gestalt und blüht daraus hervor.

»Sonne werden«

»In dem Moment aber, wo wir zur inspirierten Erkenntnis kommen, wo das Herz Sinneswahrnehmungsorgan wird, wie ich es geschildert habe, für uns selbst, da fühlen wir uns plötzlich in der Sonne drinnen. Wir fühlen uns nicht mehr so, wie wenn wir hinaufschauen würden und die Sonne da so gehen sehen würden – ich nehme jetzt nur die scheinbare Bewegung an –, sondern wir fühlen uns wie mit unserem Herzen in der Sonne drinnen und mit der Sonne selber gehend, indem das Herz unser Sinnesorgan wird. Für uns selbst wird das Herz zu gleicher Zeit wie hinausgerückt in die Sonne, und die Sonne wird unser Auge, mit dem wir jetzt dasjenige, was anfängt, um uns herum zu sein, anschauen. Die Sonne wird jetzt zu unserem Auge, auch zu unserem Ohr, auch zu unserem Wärmeorgan. Wir haben nun nicht mehr das Gefühl, dass wir außerhalb des Sonnenhaften sind, sondern wir haben das Gefühl: Wir sind in das Sonnenhafte hineingerückt, wir stehen innerhalb des Lichtes. Wir sind sonst immer außerhalb des Lichtes. Jetzt, wenn wir mit unserem eigenen Wesen in unser Herz eingetaucht sind, haben wir der Welt gegenüber das Gefühl: Wir stehen innerhalb des Lichtes, und unser eigenes Wesen ist Licht. Wir berühren mit unseren Lichtorganen, die wir jetzt in dem wallenden, webenden Licht haben, die geistigen Wesenheiten.« Rudolf Steiner[56]

»Im Puls des Sonnensystems« – Das Herz ist ohne End

Zu Fuß musste ich durch das Sonnensystem gehen,
bevor ich den ersten Faden meines roten Kleides fand.
Ich ahne nur mich selbst.
Irgendwo im Raum hängt mein Herz,
Funken strömen von ihm aus, erschüttern die Luft,
zu andern maßlosen Herzen.
Edith Södergran[57]

Dieses Gedicht beschreibt den Weg einer Seele aus dem Vorgeburtlichen zu ihrem Leib, zu ihrem physischen Herzen. In grenzenloser Hingabe begibt sich die Seele zu ihren Erdeneltern, zu ihrem Schicksalsumkreis. Von der Warte der geistigen Welt aus beschreibt hier Edith Södergran, was aus der Embryologie bekannt ist, dass nämlich schon ganz am Anfang der Blutstrom zu strömen beginnt und das Herz daraus gebildet wird, sich formt.[58]

In diesem Pulsieren ist es tief verbunden mit dem Herzschlag der Mutter. Auf einer höheren Ebene aber auch mit dem Herzschlag des Vaters, der Geschwister und aller Menschen, mit welchen die Seele sich bereits vorgeburtlich verbunden hat und die sie »unten« wiedertreffen wird.

Bei diesem Gedicht konzentriere ich mich in der Beschreibung auf die Form. Vielleicht liegt es daran, dass es eine Übersetzung ist – wenn auch eine sehr schöne! –, dass die einzelnen Worte nicht so sehr ins Gewicht fallen. Aber auch im ganzen Duktus geht es mehr um einen Strom, im übertragenen Sinn den Blutstrom – und der soll in der Form sichtbar werden. Dennoch helfen einzelne Laute und Worte! Zum Beispiel, wenn es mit vier Mal einem U beginnt; oder bei **Fa**den und **fa**nd, bei **ir**gendwo und **R**aum, oder bei **h**ängt und **H**erz. Auch das A in **a**hne, wie das E in s**e**lbst formen mit …

Die Grundform ist eine sich einwickelnde und wieder auswickelnde Spirale vom Himmel auf die Erde, also in der Grundrichtung von hinten nach vorne. Sie stehen nach vorne gewendet im Raum, wenn Sie die Raumbewegung beginnen. Diese Ausrichtung bleibt. Die Bewegung in der Mitte des Kreises geht dann ganz durch Ihr Inneres, dem Sie äußerlich als Form »folgen«.

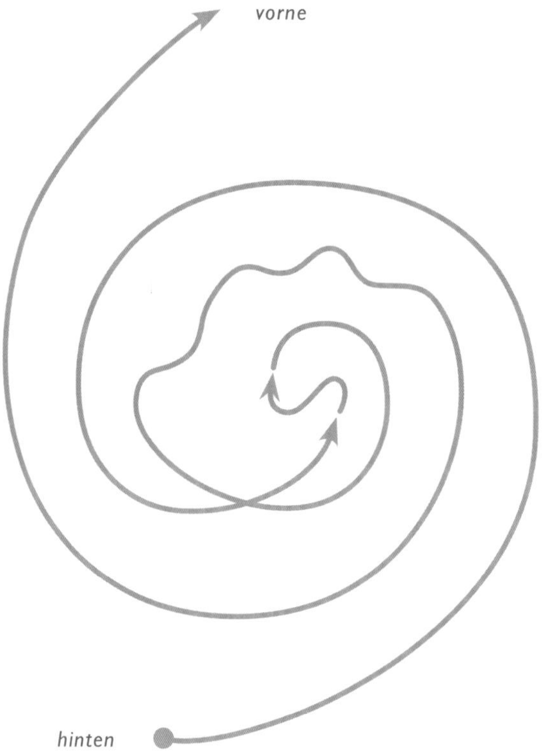

- Der erste »Lauf«, der Kreisbogen über hinten rechts nach vorne, entsteht dadurch, dass Sie sich aus der Weite langsam finden; zu Beginn ist deshalb alle Aufmerksamkeit »außen«: *Zu Fuß musste ich durch das Sonnensystem gehen ...* (Form 1).
- Bevor Sie überhaupt zu bewegen beginnen, spüren Sie das Weltall, das Sonnensystem, den Kosmos. Bewegen Sie sich dann darin, holen Sie ihn herein. Er bildet den Leib.
- Dann erst langsam stülpt sich das Bewusstsein nach innen und die Spirale beginnt zu wirken, das Blut zieht die Seele gleichsam an: *... bevor ich den ersten Faden meines roten Kleides fand* (Form 2).
- Dann kommen Sie »kosmisch«, ahnend zu sich: Form 3. Diese doppelt gebogene Bewegung ist eigentlich eine Herzbewegung, die Sie zu sich bringt und zentriert.
- Jetzt, mit diesem Ahnen, fühlen Sie Ihr Herz, der irdische Raum öffnet sich Ihnen und Sie inkarnieren sich immer mehr, indem jetzt sozusagen die Mitte wächst. Deshalb geht die Form nun nach außen (Form 4)!
- Das Herz wird qualitativ erfühlt, wie Funken von ihm ausströmen, wie das Herz pulsiert, wie ein Strom Sie zum Herzen zieht, wie die Luft

Form 1

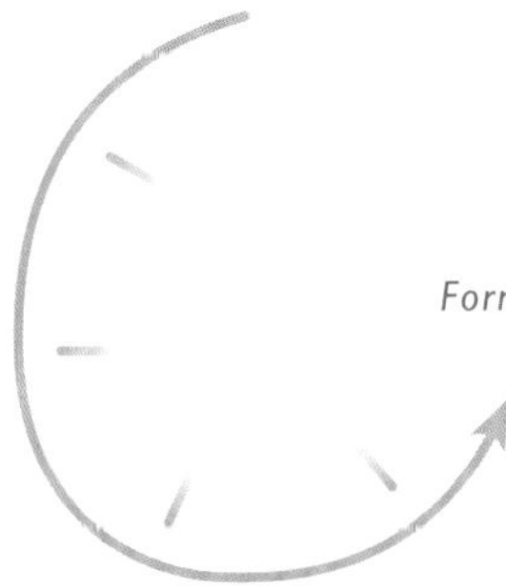

Form 2

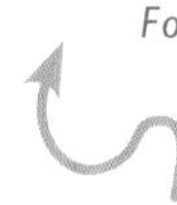

Form 3

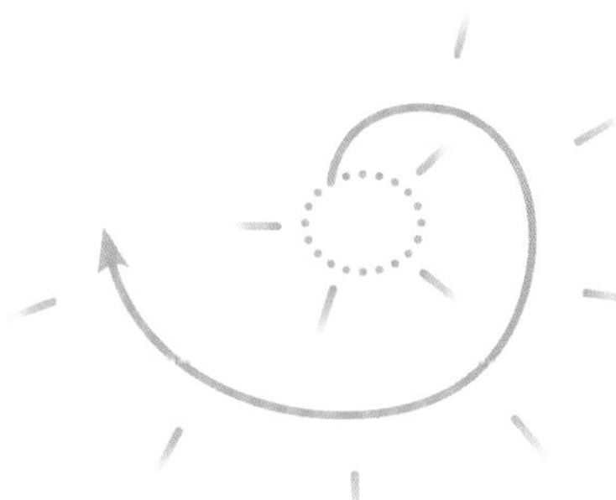

Form 4

Form 5

> erschüttert wird durch Ihre Herzbewegung … (und *deshalb* entsteht die Form so oder ähnlich wie auf der vorigen Seite unten gezeichnet!) – bis Sie ganz eins werden mit Ihrem Herzen, bis Sie sich ganz der Welt hingeben, sich öffnen und empfinden, wie Sie mit vielen anderen Herzen verbunden sind. (In der letzten Zeile des Gedichtes, mit der Empfindung der Verbundenheit zu anderen, können Sie in ein großes E gehen, das voll ist, also vom Herzen aus weit. Form 5.)

Obwohl auch diese Form eine Sinnform ist und jeder »Abschnitt« quasi eine Bedeutung hat, bleiben Sie immer mit dem Ganzen verbunden. Wenn Sie beginnen, spüren Sie den Zug, wohin es geht. Wenn Sie enden, fühlen Sie den Himmel hinter sich und durch Ihr Herz zur Erde und den Menschen sich öffnend.

Vielleicht ergeben sich Ihnen noch weitere Bezüge, auch wenn die Worte selbst zu sprechen beginnen. Je reicher Ihre Seelenwelt, die Sinnhaftigkeit in einer Bewegung ist (nicht im Kopf!), desto wahrhaftiger und lebensspendender wird auch diese Übung.

Das an die Welt hingegebene Herz

»Sodass wir, wenn wir das Eurythmische richtig künstlerisch auf uns wirken lassen, noch sagen müssen: Bei der gewöhnlichen Sprache, auch wenn sie das Dichterische wiedergibt, ist es so, dass eigentlich nur das Herz in einem Abglanz durch den Kopf spricht. Die Eurythmie ruft das Herz auf, durch den ganzen Menschen zu sprechen und dasjenige, was nur Gedanke ist im Handhaben der Sprache, eigentlich als etwas Unkünstlerisches zu unterdrücken.

Man möchte sagen: In die Bewegungen, welche sich sonst nur im Herzen konzentrieren, in die Bewegungen des Lebenselementes des Menschen, des Blutes, wird hineingeschaut, und geschaut, was beim Sprechen vorgeht in der Gesamtbewegung, in dem Gesamtwallen und -weben des Blutes. – Und was sonst der Mensch zuerst in das physische Organ des Herzens nimmt, von da aus der Seele als Erregung übergibt, sodass es ins Wort einströmt, das wird unmittelbar in die Bewegung des Menschen eingeströmt, sodass man eigentlich sagen könnte: Eines ist es, ob man verfolgen würde dasjenige, was in den Luftbewegungen wellt und webt, wenn der Mensch künstlerisch spricht, wenn man das verfolgen würde bis zum Herzen hinein, sodass das Herz einem überall in seinen Bewegungen, seinen Schlägen als ein Echo des Seelischen erscheinen würde. – Wenn man das unmittelbar verfolgen würde und auf der anderen Seite das, was nun versucht wird, statt nach dem Inneren des Herzens nach außen zu leiten, wenn man das verfolgen würde in den Formen der Bewegungen der Arme oder in den Formen des ganzen Menschen im Raume, so müsste man eigentlich auf den Schwingen dieser eurythmischen Bewegungen das sich in den Weltenraum vom Menschen aus ergießende Herz beim künstlerischen Empfinden finden. Es ist sozusagen das an die Welt hingegebene Herz, welches in der Eurythmie lebt.« Rudolf Steiner[59]

»Über dir Sonne Mond und Sterne« – Vom Sicht- und Unsichtbaren

Über dir
Sonne Mond und Sterne

Hinter ihnen
unendliche Welten

Hinter dem Himmel
unendliche Himmel

Über dir
was deine Augen sehen

In dir
alles Sichtbare
und
das unendlich Unsichtbare

Rose Ausländer[60]

Dieses Gedicht von Rose Ausländer beginnt mit einem gewaltigen Raum, dem Sonnen- und Sternenraum. Der Eindruck, den ein blauer, aber auch ein

Nachthimmel auf einen macht, kann unendlich tief sein. Es ist eine Tiefe, die immer weiter wird – nach oben und nach innen!

Das ist auch mit diesem Gedicht angelegt. Die Schwierigkeit und zugleich Schönheit, die es in der Gestaltung haben kann, liegt darin, dass der bereits große Raum zu Beginn immer noch größer und noch weiter wird. Wohin öffnet er sich? Wo hat jeder Raum, der erscheint, seine Grenze und wo können Sie sie durchbrechen?

Das H des Himmels mutet wie eine Spiegelung zum H des Herzens an. Es klingt vier Mal. Alle öffnen sie einen Raum. Erleben und gestalten Sie sie als aufeinanderfolgend in einem Zusammenhang. Dann können die Himmel immer weiter werden. Fühlen Sie die einzelnen Räume konkret, damit Sie sie auch durchbrechen können.

Das können Sie auch ohne spezifische Laute üben. Tasten Sie einfach in die Räume hinein und durchstoßen Sie sie. Für Letzteres eignet sich jedoch das H, unabhängig vom Gedicht, ganz besonders! Rose Ausländer weiß um die Kraft des H, und so erscheint es auch an den entsprechenden »Grenzen«, um sie zu öffnen.

Seien Sie von Anfang an gut zentriert, und daraus erst öffnen Sie Tiefe um Tiefe. Es ist sogar so, dass Sie sich mit jeder neuen Welt, die aufgeht, mehr aufrichten und gründen! Jede Welt soll immer noch stärker und stärker mit Ihrer Kraft als Mensch durchdrungen werden. D.h. Sie inkarnieren sich durch das Gedicht nicht nur in Ihren Leib, sondern ins Weltall hinein. Sie richten sich im Kosmos auf.

Vorschlag für Lautgebärden und Räume

- *Über dir:* Gehen Sie in den Raum *über sich*, schauen Sie mit Ihren Händen, mit Ihrem Fühlen, hinaus ...

- *Sonne Mond und Sterne:* Setzen Sie ein O nach oben an, in Ihren Sehraum hinein, fühlen Sie die Rundung von Anfang an und leuchten Sie mit den Händen hinein (Sonne) – vielleicht geht Ihr Blick, der Kopf, mit, um sich dann zu senken, wenn Sie in der Bewegung silber-weich werden (Mond) und dabei die Form des O beinahe schließen – um dann doch durchzubrechen zu den Sternen in ein helles E über Ihrem Kopf.
  Dann wahrnehmen, ein neuer Raum öffnet sich nach hinten, aus dem der nächste Satz gesprochen wird: H – *hinter ihnen* ... Das H können

Sie aus einer Ballung ansetzen. Im Ballen darf jedoch der Sternen-Himmelsraum nicht verloren gehen! Das ist eine Frage wiederum an Ihre Bewusstseinskraft, die Sie durch die Herzkräfte aufrechterhalten.

- *Hinter ihnen*
  unendliche Welten: Mit dem *Hinter ihnen* ist Ihre Gebärde bereits weit geworden; in dieser Weite greifen Sie ein L, mit welchem Sie den Unendlichkeitsraum wahrnehmen können. Und aus dem Raum, den Sie wahrnehmen, spricht sich dann die Welt im W, von weit hinten kommend, aus ... Der Bewusstseinsraum bleibt auch hinten.
  Dann wieder: H, H in einer Bewegung! – *Hinter dem Himmel* ...
- *Hinter dem Himmel*
  unendliche Himmel: Wieder sind Sie weit und wieder ist der Himmel dahinter unendlich. Mit dem letzten H in dieser ganzen Reihe von H's öffnen Sie den Raum, der nun eigentlich noch weiter hinten liegt, nach unten hinten, während der Raum über Ihnen groß und offen bleibt, sodass Sie ganz darinnen stehen. Das L des Himmels können Sie wie Flügel fühlen, die über hinten unten nach hinten oben Ihre Arme heben. Diese Bewegung können Sie als Umschwung benutzen, der Sie wieder zu sich und dem sichtbaren Raum bringt. Denn nun kommt ein Umschwung im Gedicht, prosaisch ausgedrückt ein Fazit. *Gestalten* Sie einen Übergang!
- *Über dir:* hinauswachsen mit Ü und I in den Sehraum nach vorne oben.
- *was deine Augen sehen:* Mit Au und sogleich einem G in den Händen (auch als leichte Öffnung in den Schulterblättern und Oberarmen) können Sie ins E gehen, alles in den Sehraum vor und über sich hineinbewegend.
- *In dir:* mit einer Hand zu Ihrem Herzen im I in der Gestalt (die andere Hand lösen Sie einfach) Ihren Innen-Hinterraum empfindend.
- *alles Sichtbare:* A nach vorne oben und dennoch in der Empfindung mit Ihrem Innenraum verbunden bleiben!
- *und:* mit Ihrem Bewusstsein durch das Herz in den Hinterraum gehen (dabei zieht es Ihre Arme »zurück« aus dem A) und Sie sind frei für ...
- *das unendlich Unsichtbare:* wieder L – CH (das Bewusstsein ist im Hinter-

raum, die Laute aber als Bewegung im Vorderraum, da die Arme nicht nach hinten kommen ...) und dann nach hinten oben ein A.

Formsprache

Sie können dieses Gedicht, besonders den ersten Teil, ohne Form üben und einfach versuchen, Raum um Raum zu öffnen, ohne sich zu verlieren. Jeder Raum ist ein Teil von Ihnen. Gehen *Sie* hindurch. Durch Ihr Ich geht ein neuer Himmel auf.[61]

Der Form zum zweiten Teil liegt eine Lemniskate zugrunde. Die Bewegung kommt aus der Imagination dessen, was Sie wahrnehmen durch das Gedicht.

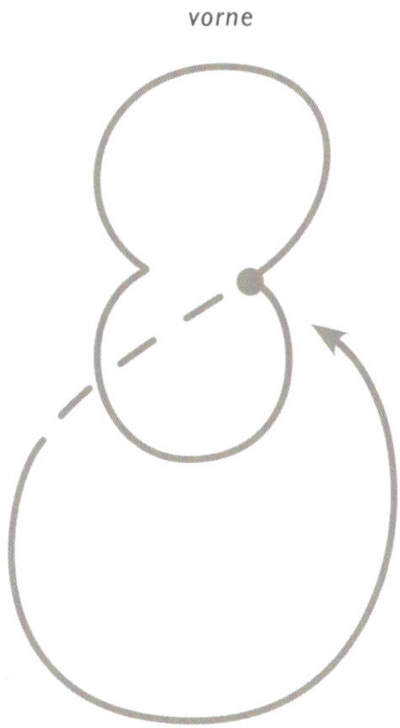

- *Über dir*
  was deine Augen sehen: Bogen nach hinten;
- *In dir*
  alles Sichtbare: vorderer Kreis;
  und: Bewegung, damit das unendlich Unsichtbare kommen kann!
  das unendlich Unsichtbare: ergänzend dazu hinterer, weiter Kreis.

»Und Wiesen gibt es noch und Bäume« – Im Herzen die Welt erfassen

Und Wiesen gibt es noch
und Bäume und
Sonnenuntergänge
und
Meer
und Sterne
und das Wort
das Lied
und Menschen
und

Rose Ausländer[62]

Rose Ausländer beendet dieses Gedicht, indem sie es öffnet. Ich denke, hier könnte auch stehen: ... und Menschen / und *das Herz*. Denn wer spricht dieses Gedicht? Ist es nicht ein Herz, welches all dies wahrgenommen hat, welches all die Eindrücke ordnet, aufnimmt und empfindet?

In diesem Sinne ist auch die Lautgestaltung. Schaffen Sie in ihnen Imaginationen. Erleben Sie die Welt durch Ihre Bewegung, die sanften Hügel, die in Grün lieblich daliegen, die Bäume in ihrer Kraft, die Farbe des Sonnenunterganges, den Horizont am Meer, die Lichter der Nacht am Himmel, das verbindende Wort – vielleicht auch das rettende –, die Melodie aller Wesen und Erscheinungen und am Ende die Qualität eines Menschen ...

Vorschlag für die Lautgebärden

- *Und Wiesen gibt es noch:* ein horizontales I mit einem Arm oder beiden Armen, das in Grün, wahrnehmend über die Wiesen streicht; die Hände sind nach unten ganz offen und fühlend;
- *und Bäume und:* ein B wie eine Baumkrone bildend und umfassend;
- *Sonnenuntergänge:* ein Sonnen-O oben, das im U nach unten untergeht;
- *und*
  Meer: ein großes E in der Weite des Meeres;

- *und Sterne:* funkelnde kleine E's nach oben;
- *und das Wort:* ein W, das durch die Welt wallt;
- *das Lied:* ein L, das klingt und wie eine Melodie hörbar wird im Raum;
- *und Menschen:* ein M, das die Mitte des Menschen wahrnimmt;
- *und [H]:* Im »und« richten Sie sich auf und öffnen die Mitte, die Sie im M erspürt haben mit einem (nicht selbst gewollten) H aus dem Herzen über die Schulterblätter, Oberarme … loslassen … da sein.

Schaffen Sie zwischen den einzelnen Lautbildern Übergänge, indem Sie das neue Bild erst erleben, bevor Sie in die Gebärde gehen. Dann wird Sie das Bild in seinen Ausdruck ziehen.

Zur Form

Die Formen im Raum gehen auch wie aus diesen Bildern hervor:

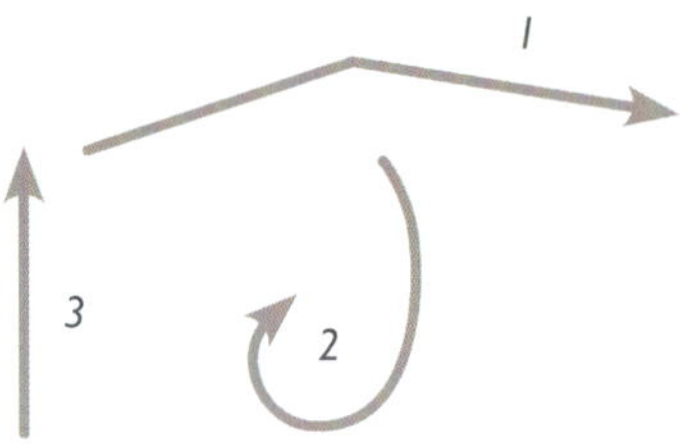

- Form 1 *Und Wiesen gibt es noch*
- Form 2 *und Bäume und*
- Form 3 *Sonnenuntergänge*

und

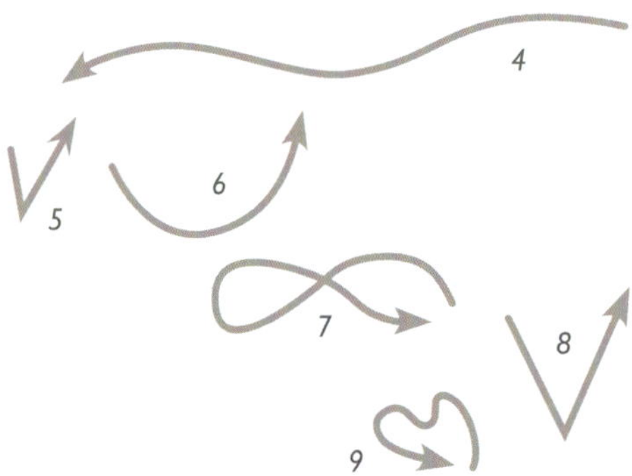

- Form 4 *Meer*
- Form 5 *und Sterne*
- Form 6 *und das Wort*
- Form 7 *das Lied*
- Form 8 *und Menschen*
- Form 9 *und* [das Herz]

Bewegen Sie die Formen nicht dadurch, dass Sie sie ablaufen, sondern lassen Sie sie wirklich entstehen. Fühlen Sie die weiche Wiese unter Ihren Füßen, den aufrechten Baum, das passive Geschehen des Sonnenunterganges oder wie das Meer sich auf Herzhöhe in einer Welle ausdehnt, wie Sie Zeit haben – und das nehmen dann Ihre Füße auf und bewegen sich. Die Sternform entsteht aus dem Strahlen, die Wortform ist ein kleiner Himmel, das Lied singt und der Mensch ist da ... Es geht in keiner Weise um »Machen«, sondern um Empfangen und zum Ausdruck Bringen, was schon da ist. Und seien Sie in allem darin, seien Sie Baum und Sonnenuntergang, seien Sie ein Stern und ein Lied ... – denn »es gibt nichts, was sich nicht durch den Menschen ausdrücken lässt«![63] Durch-Herzen Sie, durch-Ichen Sie die Welt mit diesem Gedicht!

In einem Gesamtbild sieht das dann ungefähr so (oder nach links gespiegelt) aus. Es könnte aber auch noch anders aussehen, wenn »Wiesen« und »Bäume« beispielsweise in die gleiche Richtung gehen oder dann auch an anderen Stellen Richtungswechsel sind etc. Sie sind da frei. Es soll eine Gesamtimagination entstehen, so wie Sie es sehen und erleben. Auch die Größe der einzelnen Formen geht aus Ihrer inneren Anschauung hervor.

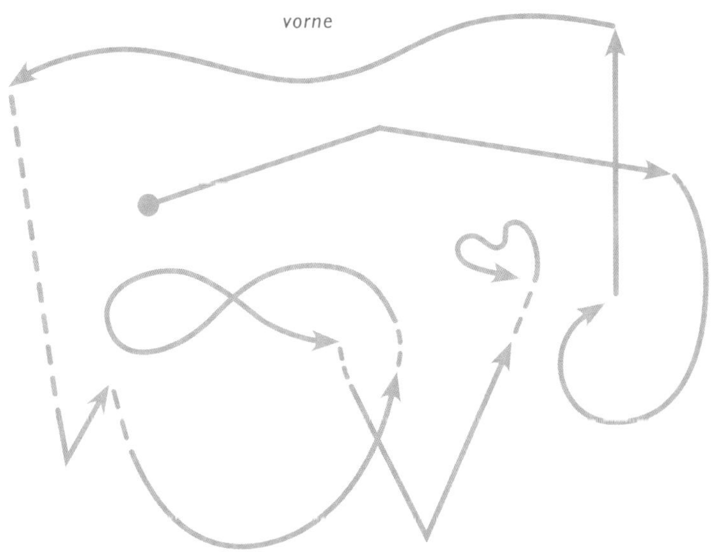

Tierkreiszeichen des Löwen

Das Herzorgan ist seit kulturellen Urzeiten dem Tierkreiszeichen des Löwen zugeordnet. Dieses Zeichen ist mit den Lautkräften des T und des D verbunden bzw. es strömen aus dieser Himmelsregion die Kräfte dieser Laute zur Erde hinab.

Das T ist die Kraft, die aus dem kosmischen Umkreis den Tropfen des Lebens trennt, damit er gleichsam ein neuer Keim werde. Das D ist die Kraft, die deutet, die hinweist auf ein »DA«, auf ein »DU« in der Welt. So ist es das Herz, das den Tao-Tropfen empfängt, und es ist das Herz, das die Welt deutet und ihr Be-Deutung gibt!

Das T ist mit dem Ich verbunden, das D mit dem Du. Das Herz ist die Mitte des Kosmos, und durch das Herz wird die Welt wieder neu – durch den Menschen, durch das Herz hindurch. Das Herz ist immer mit dem Umkreis verbunden.

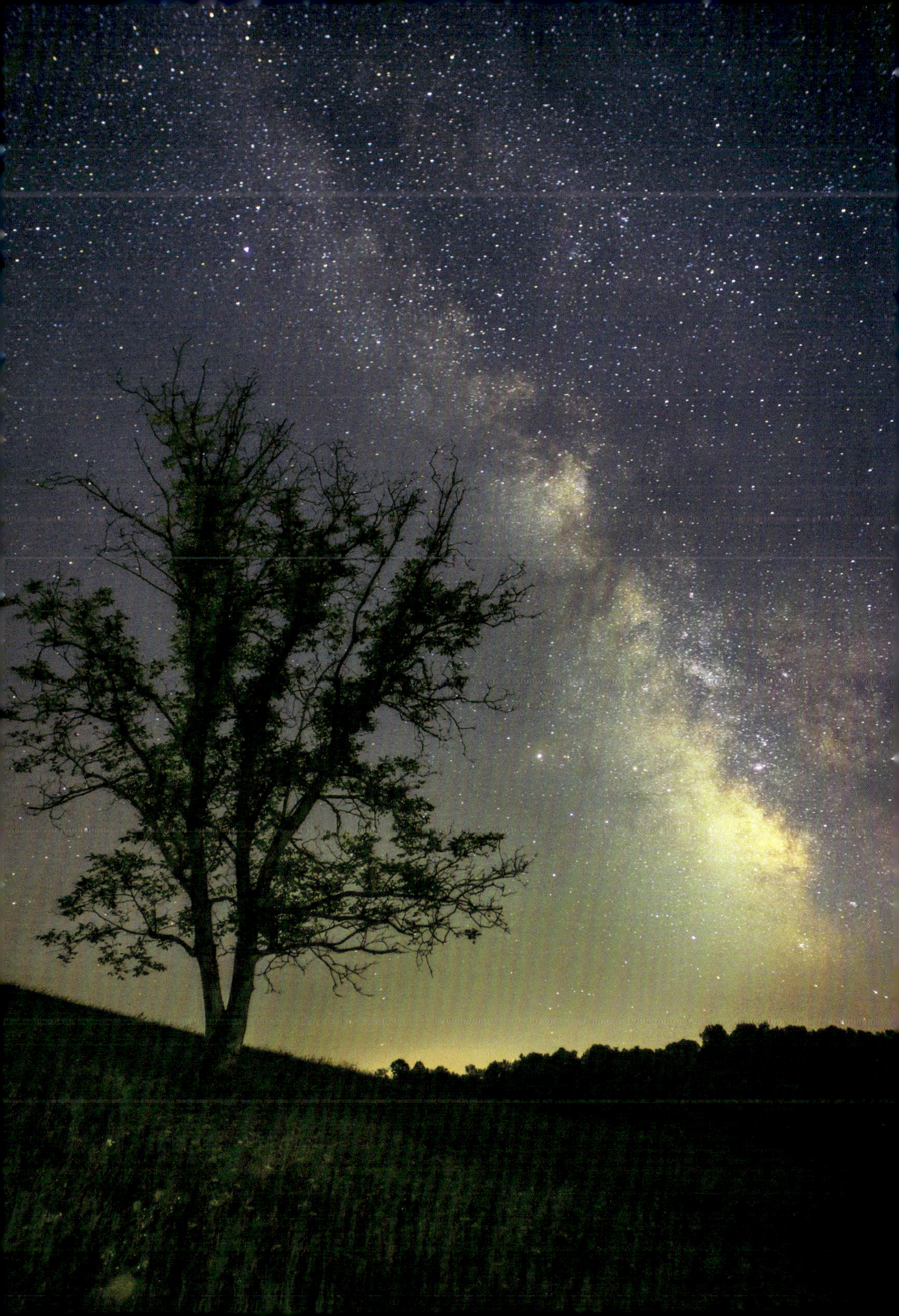

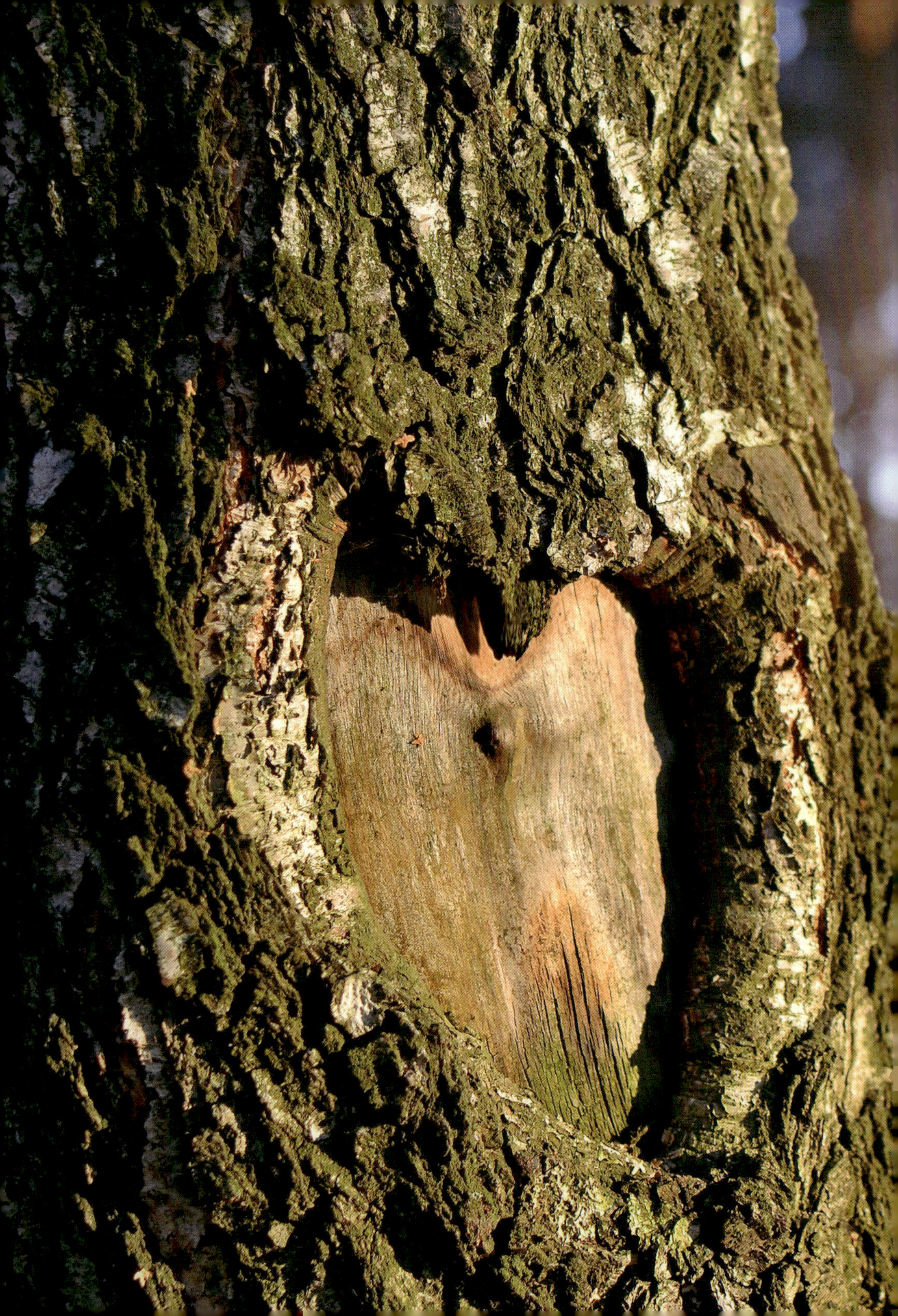

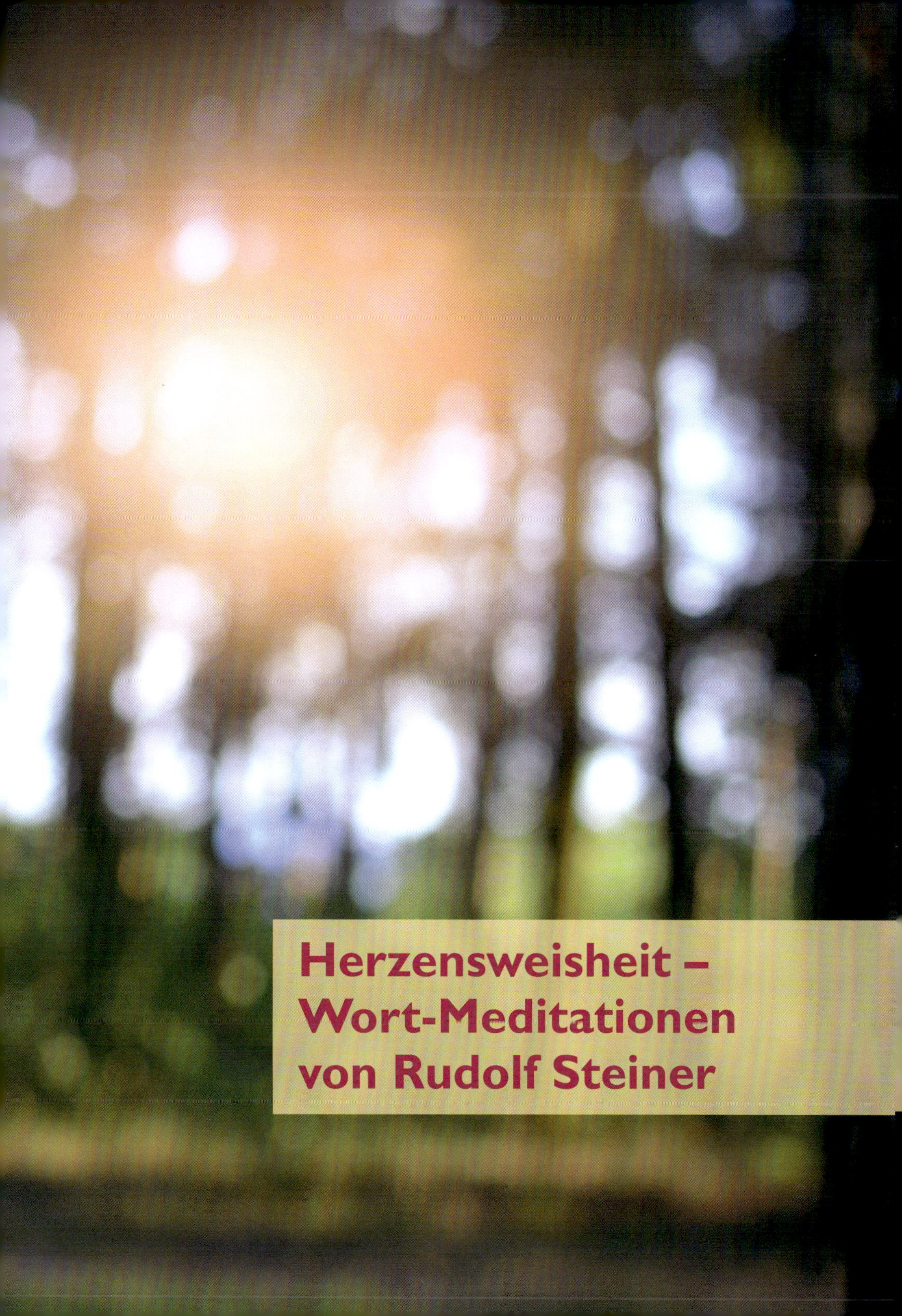
Herzensweisheit –
Wort-Meditationen
von Rudolf Steiner

Erbarme dich
Herr
meiner Leere

Schenk mir
das Wort
das eine Welt
erschafft

Rose Ausländer[64]

Nicht jede Meditation ist sinnvoll in eine eurythmische Form zu bringen, aber jede Meditation ist Bewegung! Auch kann man durch die Eurythmie oftmals auf eine viel tiefere Schicht der Meditation stoßen, sie mit dem Herzen deuten, auf ihre Bewegung lauschen, sie bis in die Glieder verstehen. Es gibt einen Spruch, den Rudolf Steiner einer seiner engsten Mitarbeiterinnen auf eine Fotografie geschrieben hat.[65] Dieser lautet: *Es deuten die Herzen das Karma / wenn die Herzen lernen / lesen das Wort / das in Menschenleben / gestaltet / wenn die Herzen reden / lernen das Wort / das im Menschenwesen / gestaltet.*

Eurythmie hat viel mit dieser Kraft zu tun, die dieses Wort des Lebens eines Menschen lesen kann und die dieses Wort auch gestaltet. Die Eurythmie weckt diese Kraft im Menschen.

Bei Rudolf Steiner ist nicht nur der Inhalt meditativ, auch die Laute – was sich durch einen Laut, seinen Klang, seine Gebärde ausspricht – sind Teil der Meditation. Dadurch können sie durch die Eurythmie in besonderer Weise sprechen oder erweckt werden.

Meditation ist in gewisser Weise ein Ruhen auf einem Gedanken. Aber es ist die Ruhe der höchsten Aktivität im Willen. Und die ist Bewegung. Es geht auch darum, eine Wirklichkeit zu schaffen durch die Meditation. In diesem Sinne ist sie noch viel weniger Gedicht als im letzten Kapitel. Ihre Sprache will Welt werden.

Gottes Wort im Menschenherzen

Am Anfang war das Wort
und das Wort war bei Gott
und ein Gott war das Wort
und das Wort wohnt in meinem Herzen.
Meditation von Rudolf Steiner[66]

Vorschlag für die Lautgestaltung und den Bewusstseinsraum

- *Am Anfang war das Wort:* Bewegen Sie nur Vokale, tönen Sie von innen! Seien Sie das Herz Gottes, das das Wort im Anfang spricht. Gehen Sie von der Mitte aus – das erste Wort wächst aus der Kraft des Herzens! Im A haben Sie das Gewicht Ihrer Gestaltsäule noch hinten, im O gehen Sie nach vorne mit dem Gewicht. Bilden Sie im A einen kleinen Winkel mit Ihren Händen vor Ihrer Mitte, lassen Sie die Gebärde dann in »war« klingend nach unten strömen und bilden Sie sie dann zum großen O von »Wort«. Achten Sie darauf, dass das O nicht wie ein B von außen zur Form kommt, sondern von Anfang an in seine Form schlüpft. Die Hände ziehen die Arme nach. Wenn das O gebildet ist, das erste Wort geboren, hören Sie es einen Moment. – In der Genesis heißt es immer: »Und Gott schuf ... und er sah, dass es gut war.«

- Dann neuer Griff, weil der Fluss aus der Zukunft kommt! *Und das Wort war bei Gott:* Greifen Sie das »Wort« noch einmal neu und führen Sie es innerlich dann hinüber in ein neues O in »Gott« nach oben. Doch auch wenn das Wort-O äußerlich gleich ist (wobei es viel geschlossener klingt als das Gott-O!) wie das davor eben gebildete, so ist es hier doch bereits von »Gott« durchdrungen und gehalten und wird sich deshalb anders anfühlen.

- Wieder neuer Griff. *Und ein Gott war das Wort:* Nun gehen Sie den umgekehrten Weg: Führen Sie das Gottes-O oben in das neu gegriffene Wort-O in der Mitte. Dieses »Führen« kann nur durch die Herzkraft geschehen. Wenn sie es nicht hindurchträgt durch Ihre Präsenz darin, wird »Gott« nicht im »Wort« erscheinen!

- *Und das Wort wohnt in meinem Herzen:* Was Sie bisher mit dem Wort gebildet haben, war bereits das Wohnen des Wortes im Herzen. Fühlen Sie nun dieses durch alle Stufen verwandelte Wort noch einmal in der Gebärde und bilden Sie dann ein Ehrfurchts-E. Werden Sie tief im Innern davon berührt ...

Zur Form

Es gibt von Rudolf Steiner eine sogenannte apollinische Formsprache.[67] Alles, was geistiger Natur ist, wird in einem Bogen über hinten ausgedrückt. Wichtig dabei ist, dass Sie den Bogen so bewegen, dass Sie das Gefühl haben: »Ich *bin* der Bogen.« (Probieren Sie es aus im Vergleich zu »Ich gehe / bewege den Bogen«.) Dadurch wird eine Form ein Ganzes.

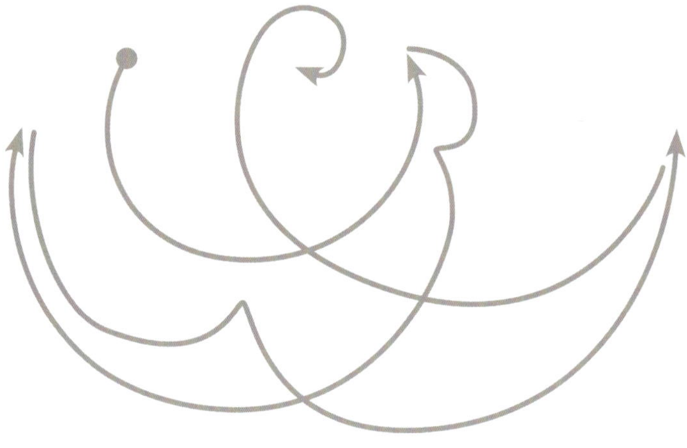

Apollo ist der Sonnengott, er kennt nur die Ganzheit. Er schafft Raum durch sein Licht und sofort hat alles einen Bezug zueinander. So macht es die Aufrechte des Ich-Bin in der Form auch. Es schafft Raum und alles ist in seinem Wirkenskreis darin, nichts fällt hinaus. (Das gilt nicht nur für diese spezifische Form, den Bogen über hinten, sondern für alle apollinischen Formen, denn für sie gilt ganz speziell, dass jede Wortart eine Form hat. Eine Form wird so zugleich zur Offenbarung des Ich, das sich mit allem in der Welt verbinden kann und ihm sein Wort schenkt.)

Schon allein mit dieser Präsenz auf diesen Meditationsspruch die Form zu üben, schenkt Wortkraft im Herzen. Denn Sie sind nicht nur die Form, sondern Sie sind auch das, was Sie aussprechen, Sie sind das »Wort«, und Sie sind göttlich in »Gott« und werden das Wort im Herzen. Das Gedicht geht durch Sie hindurch, indem Sie durch das Gedicht gehen. (»Am Anfang« ist stehend, aber schon die Bewegung des Wortes empfindend ...)

Sieh, du mein Auge, sieh, du mein Herz, sieh, du meine Seele, sieh, du mein Geist

Sieh, du mein Auge
der Sonne reine Strahlen
aus der Erde Formenwesen;

sieh, du mein Herz
der Sonne Geistgewalten
aus des Wassers Wellenschlägen.

Sieh, du meine Seele
der Sonne Weltenwillen
aus der Lüfte Glanzgeflimmer;

sieh, du mein Geist
der Sonne Götterwesen
aus des Feuers Liebeströmen.

Rudolf Steiner[68]

Vierfach bin ich in diesem Spruch aufgerufen, durch die Welt, durch die Elemente hindurch der Sonne schaffendes Wesen zu sehen. Und in diesem Sehen wachse ich in mein eigenes Wesen hinein. Hier geht es darum, innere Schichten wachzurufen, um mit den Augen, der Empfindung, der Seele und dem Ich wahrzunehmen. Die Eurythmie kann dabei helfen, in eine entsprechende Bewegung zu kommen, welche die Tätigkeit unserer Äther- und Seelenorgane ins Erleben bringt.

Der Mensch ist wie die Welt viergliedrig bzw. auf weitere Glieder hin veranlagt. Diese Schichten in sich kennen und als Wahrnehmungsorgane handhaben zu lernen, überwindet die Grenzen des subjektiven Ich-Erlebens und bringt uns in eine erlebbare Einheit mit der Schöpferkraft der Welt. Dieser

Spruch verbindet in essenzieller und gleichzeitig konkreter Art Punkt und Umkreis, und in diesem Sinne ist er eine Art Arbeitsspruch (weshalb ich hier keine Raumform hinzufüge), der Tore für weitere Wege öffnet. Er hat mit den Erkenntnisstufen des klaren Denkens, der Imagination, Inspiration und Intuition zu tun. Denn wenn die Erkenntnis die Grenze des »objektiven« Experiments überschreitet, das eine Nur-Außenwelt suggeriert, ist sie selbst schöpferisch geworden. In uns selbst schöpferisch tätig im Wahrnehmen, Hinfühlen und Erkennen geht die Welt mitten durch uns hindurch.

Vorschlag für die Lautgestaltung und den Bewusstseinsraum

Jede Wahrnehmungsrichtung des Spruches beginnt mit »Sieh, du ...«. Sie richtet den Blick vom Herzen in die Welt und gleichzeitig in uns selbst. Sie können deshalb immer mit einem I aus dem Herzen beginnen, dem sich der zweite Arm dazugesellt und damit ein U bildet. Wachsen Sie in diesem I-U von innen nach außen, aber auch als Gegenstrom durch das Nach-außen-Führen der Gebärde immer tiefer in sich hinein.

Nun könnte es dem Sinn nach einfacher heißen: Sieh, du mein Auge (mein Herz, meine Seele, mein Geist) aus der Erde Formenwesen (des Wassers ... etc.) der Sonne reine Strahlen (Geistgewalten etc.). Rudolf Steiner spricht jedoch durch die Umkehrung der Satzfolge unmittelbar das Denken an, das schöpferisch die Spannkraft hervorbringen muss, um den Sinnbogen wie eine Brücke über den Wortstrom *zu bauen*. Diese Kraft braucht es auch, um die Lautfolge zu einem Ganzen zu bilden, das erst Sinnträger für das Geistige in der Sprache ist. So kommt nun nach dem »Sieh, du...« die Qualität der Sonne und dann erst, woraus diese hervorleuchtet.

Fast alle Laute groß erleben.

- *Sieh, du mein Auge:* I-U nach unten und dann ein kleines Au ballend vor dem Kopf, schon die Formkraft darin empfindend;
- *der Sonne reine Strahlen:* kräftig geformt ein O und A tendenziell im unteren Raum; der Vokal kann so in Ihnen selbst die Form-Gestaltungskraft anregen;
- *aus der Erde Formenwesen:* aus der Tiefe oder dem Schwereumkreis der Erde die Laute »holen« – D, M, S. Dieses und eventuell auch andere Laute wie Licht in die Formen hineinplastizierend.

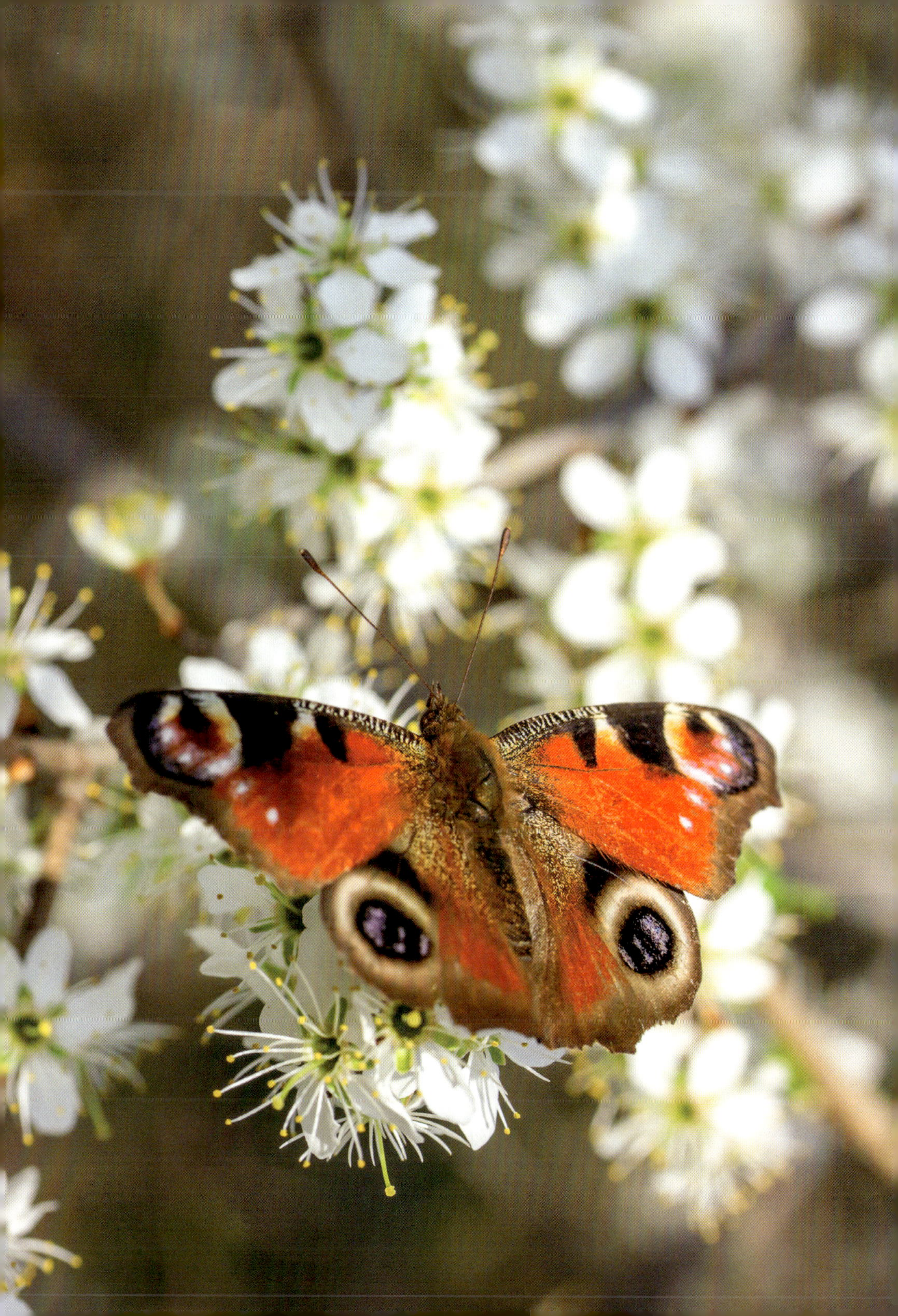

Zusammenfassend geht es auf der ersten Stufe darum, den Äther so zu verdichten, so zu durchstrahlen, dass Formen entstehen, dass fühlbar wird, wie in Ihnen selbst reine Klarheit, die Fähigkeit, Bewegungen sicher zu führen, an Stärke zunimmt. Verbinden Sie sich mit der Kraft, Formen hervorzubringen.

- *Sieh, du mein Herz:* I-U vor Ihrer Mitte nach vorne horizontal und dann ein H nach innen oder nach außen ...
- *der Sonne Geistgewalten:* in der Empfindung eines Äthermeeres tendenziell horizontal, aber auch wogend um sich herum S(O)-G-W-L die einzelnen Bewegungen ineinander übergehend gestalten, die Bewegung in den Lauten, um die Laute und zwischen den Lauten erleben. Jede Bewegung hat »Ätherdichte«, d. h. bewegen Sie wie gegen einen leichten Widerstand mit einer feinen Muskelspannung dennoch strömend und, wie Wasser pulsiert, sich ballend und lösend;
- *aus des Wassers Wellenschlägen:* sich in eine Richtung hinausbeugend das erste W kommen lassen, dann das zweite W rhythmisch folgend erleben und als dritter »Wellenschlag« ein L ...

Auf der zweiten Stufe geht es darum, sich in das Wogen, die klingende, aber dichte Äthersubstanz hineinzuleben und dass Sie sich selbst nun nicht mehr in Formen halten, sondern sich in Bewegungen hinein selbst in Bewegung erleben, aus welchen sich ein Rhythmus formt.

- *Sieh, du meine Seele:* I-U nach vorne oben ins Licht, dann ein großes L in den Luft-Lichtraum um Sie hinein;
- *der Sonne Weltenwillen:* O leuchtend nach oben, dann zwei schaffend tätige L-Bewegungen, die den Umraum durchleuchten, durchwirken;
- *aus der Lüfte Glanzgeflimmer:* wiederum aus dem Umraum holend die Ansätze für die Bewegung »draußen«: drei L's und alles, was sonst als Laute flimmern und glänzen kann ... eventuell auch einarmig und die Arme abwechselnd bzw. sich steigernd im einander Zuspielen der Bewegung, immer den Raum um die Laute wie ein Lichtspiel, einen Luftstoß erlebend.

Auf der dritten Stufe kann Ihre Seele sich in ihren eigenen geistigen Umraum hineinleben. Luft und Licht sind ihre Nahrung, ihr Fluidum, ihre Heimat. Mit diesen Zeilen stimmen Sie sich auf diese Sphäre der Erde ein und können in die Empfindung kommen, wie der Licht-Luft-Raum, in dem die Vögel fliegen und singen, der irdische Ausdruck der geistigen Wirklichkeit dieser Welt ist.

- *Sieh, du mein Geist:* I-U nach hinten oben ins Licht, dann den Hinter- und den Raum des Kronenchakras öffnend G und aus dem Umraum ein Einschlag bis ins Herz hinein empfangend T;
- *der Sonne Götterwesen:* Alle Laute nun aus dem Hinter- und Umraum heraus sprechend erleben, eins sich fühlend mit dieser Kraft, die Sprache aktiv hervorbringend. Hier gilt besonders, dass alle Laute möglich sind, wenn sie so sprechen und dieses Götterwesen zum Ausdruck bringen …
- *aus des Feuers Liebeströmen:* Aus dem Umkreis groß mit Wärme, Liebe und Hingabe in der Zeit durch das offene Herz hindurch eurythmisieren F-L-M.

Auf der vierten Stufe werden Sie eins mit Ihrem Selbst in der Liebe der Sonnenwesenheit. Wärme durchströmt Sie und Ihre Bewegung. Auch hier ist viel Licht, aber ein Licht der Liebe und das Licht von geistiger Wärme. Umkreis und Zentrum klingen vollkommen ineinander.

Seelenrosen

In der Lichtesluft des Geisterlandes
da erblüh'n die Seelenrosen,
und ihr Rot erstrahlet
in die Erdenschwere;
es wird im Menschenwesen
zum Herzgebild verdichtet:
Es strahlet in der Bluteskraft
als das Erdenrosenrot
in die Geistesfelder wieder hin.
Meditation von Rudolf Steiner[69]

In diesem Gedicht kommt ein ähnliches Thema wie bei Edith Södergran (Seite 95) zur Sprache. Auch hier ist Ungeborenheitswelt, ist der Blick auf die Erde. Aber er wird noch weitergeführt dahin, wie die Seelenrosen im Blut strahlen werden und etwas davon zurückwirkt in die geistige Welt, sodass ein fortwährender Strom zwischen oben und unten da ist und eine fortwährende Verbindung zwischen den »Toten« und den »Lebenden« besteht. Das Herz ist hierfür eine Brücke.

vorne, unten

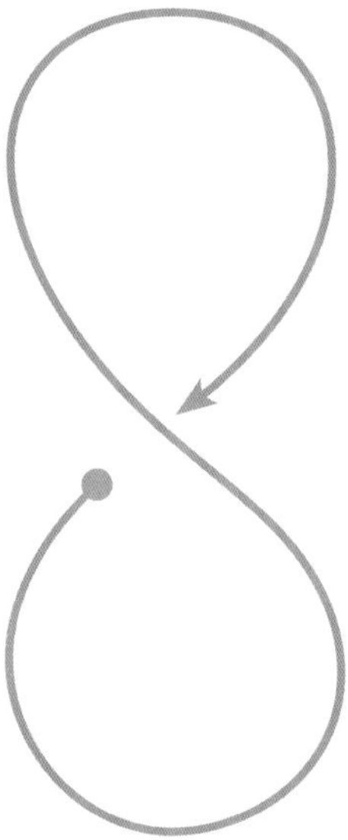

hinten, oben

Die Grundform ist eine Lemniskate zwischen Himmel und Erde. In der Mitte ist nicht plakativ das Herz verortet, aber es ist doch ein Umstülpungspunkt in der Bewegung. *Als Ganzes* ist es ein Herzform.

Nun wird diese Grundform im Spruch differenziert und durchlebt. – In jeder Form geht es um *Verbinden und Durchdringen mit Sinn!* Es geht um den Lebensäther, der Formen schafft und auch Sinnäther genannt wird. Erschließen Sie ihn sich im Bewegen und im Raum zwischen hinten und vorne. Erleben Sie jedoch überall den geistigen Strom der Sprache, der »dazwischen« fragt: Was? Wer? Wohin? etc. und Bewegung fordert. (Immer dort ist ein Sternchen: *.)

- Die Bewegung beginnt in den hinteren Raum hinein (die Zeichnungen sind so gestaltet, dass Sie sie direkt so bewegen können; siehe die Form auf der rechten Seite).

  *In der Lichtesluft * des Geisterlandes **
  *da erblüh'n * die Seelenrosen,*

- ... und geht dann in den vorderen Raum, in die Schwere:

  ** und ihr Rot * erstrahlet **
  in die Erdenschwere;

- In der Erdensphäre wird das Herzgebild geformt:

  ** es wird im Menschenwesen **
  *zum Herzgebild * verdichtet:*

- In der Erdenschwere kommt der Wille in Bewegung und es entsteht durchgeistigte Materie:

** Es strahlet * in der Bluteskraft **
*als das Erdenrosenrot **

- Diese strahlt zurück ins Geisterland:

In die Geistesfelder wieder hin.

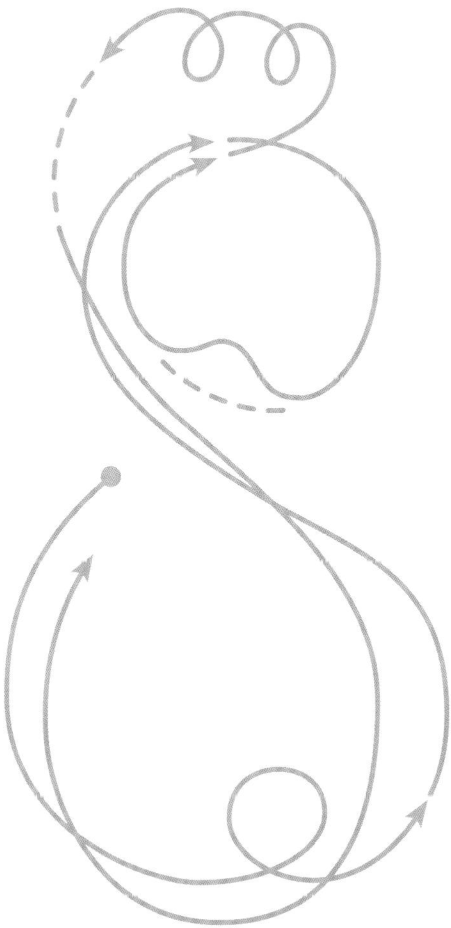

Zu den Lautkräften

Auch Rudolf Steiner war ein wunderbarer Dichter – das kann man an den Lauten erleben! Sie ergeben sich aus dem Inhalt, aus dem Sinn und bringen diesen zur Erscheinung.

Es beginnt gleich mit drei L's, die Licht, Luft, Leichtigkeit und ein umfassendes Ergreifen des Raumes als Realität bewirken:

- *In der Lichtesluft des Geisterlandes:* Sie können das erste L mit dem einen Arm, das zweite mit dem andern und das dritte mit beiden gemeinsam bewegen.
- *da erblüh'n die Seelenrosen:* Nehmen Sie im A dieses Geisterland wahr, empfinden Sie seine Weite, sein Licht, öffnen Sie Ihr Herz, denn da erblüh'n die Seelenrosen. Im *erblüh'n* wieder ein L! Greifen Sie es aus Ihrem Herzen, ohne die Weite des Geisterlandes zu verlieren. Lassen Sie eine Seelenrose ins O strömen.
- *und ihr Rot erstrahlet:* Verwandeln Sie nun das O, indem Sie die Hände nach außen wenden und eine Spannung in Armen, Händen und Rücken erzeugen, die rot strahlt. Diese Spannung öffnet ins A und sinkt dann *in die Erdenschwere* mit einem D herunter. – Spannen Sie *einen* Bogen von der Qualität der Lichtesluft des Geisterlandes zur Erdenschwere. Erst im Gestalten kann das Ich wirklich tätig sein.
- *es wird im Menschenwesen:* Nehmen Sie im M den Herzraum wahr, durchtasten Sie ihn, fühlen Sie das Menschen*wesen*.
- *zum Herzgebild verdichtet:* Und dann darin, bilden Sie das Herz als wirkliches Gebild mit H-B. Das I im Gebild ist sicher kein Zufall! Es zeugt von der Ichkraft im Herzen! Richten Sie sich in der Gebärde auf.
- *Es strahlet in der Bluteskraft:* Lassen Sie die Kraft in Ihrem Herzen – die Seelenrose! – strahlen, und dadurch entsteht das A, das hinunterströmt, das auch Erdensubstanz aufnimmt und bewegt im R ...
- *als das Erdenrosenrot:* Nun steigt es wieder auf! – Nehmen Sie von der Erde die Substanz und durchlichten Sie sie in zwei (oder sogar drei) R's zum Rosenrot (!), bis Sie wieder eine Blüte bilden können im O vor Ihrem Herzen (lassen Sie das O so werden, wie Sie es innerlich *empfin-*

den – klein, groß, die Hände nach innen, oder die Hände nach außen gewendet ...), die nun zurückstrahlt –

- *in die Geistesfelder wieder hin:* Es ist *dieses* Strahlen, welches das G »G« werden lässt und im L ausströmt. Und dann kommt vier Mal ein I im Spruch! Denn das I verbindet Himmel und Erde, bringt also wiederum den Inhalt zur vollen ätherischen Realität! Das H gibt dem I Hingabe, Hoffnung, Hier-Sein und Licht.

Geistesflammen

Sieghafter Geist
durchflamme die Ohnmacht
zaghafter Seelen.
Verbrenne die Ichsucht,
entzünde das Mitleid,
dass Selbstlosigkeit,
der Lebensstrom der Menschheit,
wallt als Quelle
der geistigen Wiedergeburt.
Rudolf Steiner[70]

Dieses Spruchwort von Rudolf Steiner klingt im ersten Moment vielleicht sehr streng und moralisch. Doch wenn man tiefer hineinfühlt, kann man auch erleben, wie in diesem Spruch im Grunde genommen die Kraft des I-Lautes in all seinen Nuancen lebt. Er beschreibt einen I-Prozess. Denn im I leuchtet der sieghafte Geist durch das Herz hinein in die Welt. Dieser Geist richtet uns auf und durchflammt unsere Ohnmacht. Er verbrennt den Eigentrieb im Ich, das Ego. Die Herzenssonne im I empfindet Mitleid für alle Kreatur und stellt sich selbstlos in die Welt. Das Licht des I leuchtet hindurch, wenn wir ihm das Herztor öffnen, es ist nicht unser Eigenlicht, das scheint. Der Lebensstrom der Menschheit kann (wieder) strömen. Es ist derselbe Strom, der uns im Urbeginne schuf.

Der Spruch beginnt auch mit einem I!

Die Kraft in den Lauten

- *Sieghafter Geist:* I-G – eine Realität im Lautieren!
- *durchflamme die Ohnmacht …:* Fa (die Vokale geben die Form, in welchem sich der Konsonant bewegt!) – A;
- *… zaghafter Seelen:* aus der Ohnmacht ballen und dennoch den sieghaften Geist hinter sich empfinden;
- *Verbrenne die Ichsucht:* im R verbrennen; I, das zum U wird, nach oben, sich überstreckend; dann öffnen, damit von hinten durch Sie hindurch der Strom zurückströmen kann …
- *entzünde das Mitleid:* aus dem Bewusstsein des Hinterraums heraus N und dann M (Herzraum!);
- *dass Selbstlosigkeit:* das M hat vorbereitet, wodurch Sie nun das L ansetzen können. Öffnen Sie Ihr Herz und greifen Sie hinaus in den Umraum – L; bewegen Sie *ein* L ganz aus dem Umraum;
- *der Lebensstrom der Menschheit:* dieses L hat mehr Zug darin und mündet zunächst in ein großes M, um dann lebendig als Quelle zu fließen –
- *wallt als Quelle:* L, L …
- *der geistigen Wiedergeburt: ein* großes G, Sie aufrichtend, damit das Licht in Ihrem Innern wiedergeboren wird. Ein T am Ende kann wie ein Einschlag aus der geistigen Welt empfunden werden.

Form-Möglichkeit

Dieser Spruch könnte in seiner Form etwas wie ein Siegel ergeben, das auf Punkt und Umkreis aufgebaut ist, denn darum geht es – vom Punkt in den Umraum hineinzuwachsen. Punkt – Umkreis ist das Urbild des Selbst.

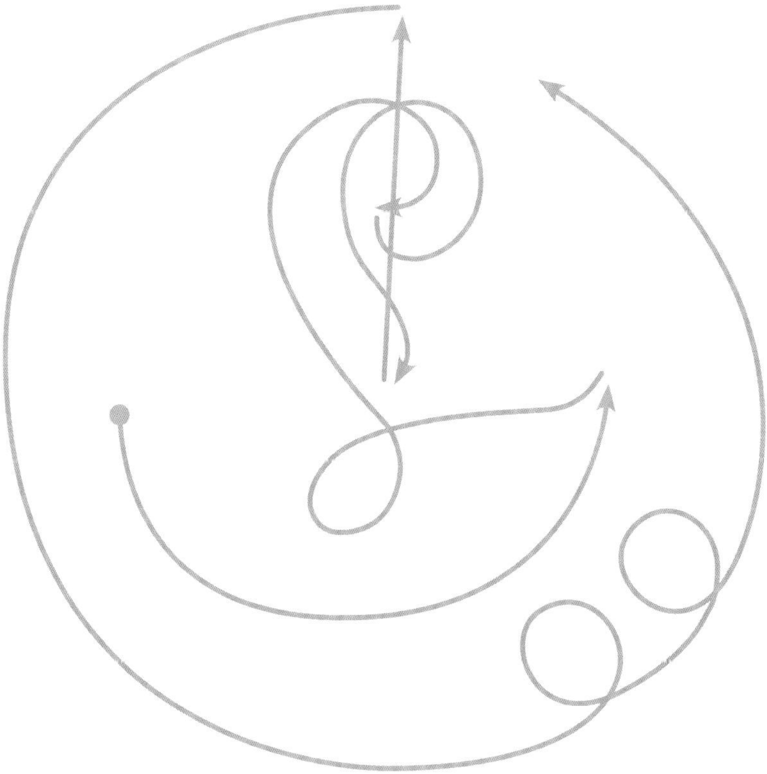

- *Sieghafter Geist:* geistiger Bogen;

- *durchflamme:* Flammenform ins Geistige hinein;

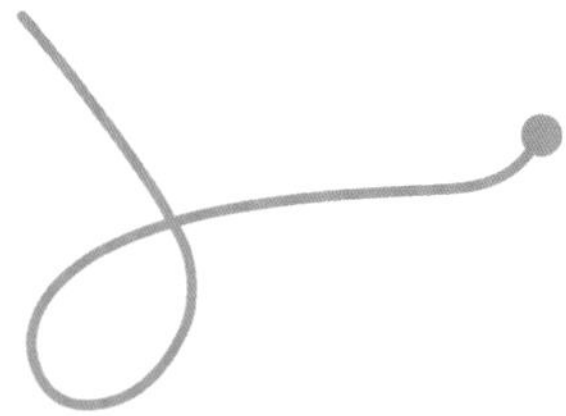

- *die Ohnmacht zaghafter Seelen:* ballen, sich im Punkt zusammenziehen;

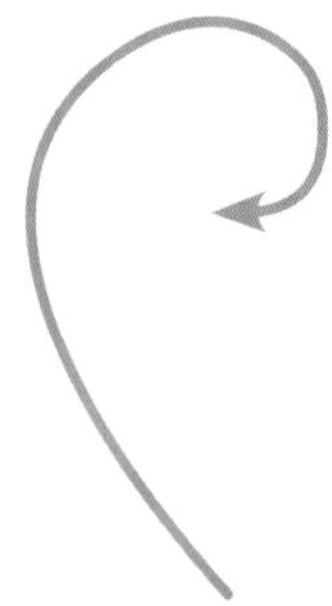

- *Verbrenne die Ichsucht:* aus einem kleinen geistigen Bogen / einer Willensform heraus den Mittelpunkt ins Geistige hinein verbrennen; gleichzeitig aufsteigender Teil einer Ich-Form;

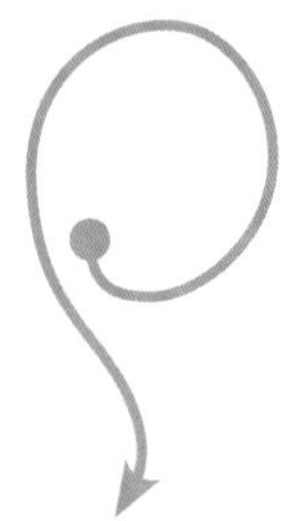

- dann ein Wendepunkt: *entzünde das Mitleid:* die Ich-Form vollendend, passiv nach vorne, d. h. sich vom Licht des Hinterraums mitten durch das Herz durchströmen lassen;

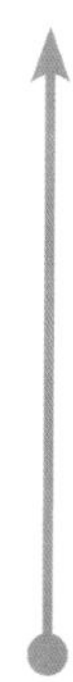

- *dass Selbstlosigkeit ...:* damit beginnt der ganze folgende Satz, der eigentlich *ein* großer (Um-)Kreis ist, der im Geistigen seine Quelle hat. Die Selbstlosigkeit ist selbst der Strom der Bewegung; er wallt dann als Quelle (erste Schlaufe in der Form – kann auch ganz klein sein, wichtig ist die Aktivität darin), welche die geistige Wiedergeburt (zweite Schlaufe in der Form) hervorbringt.

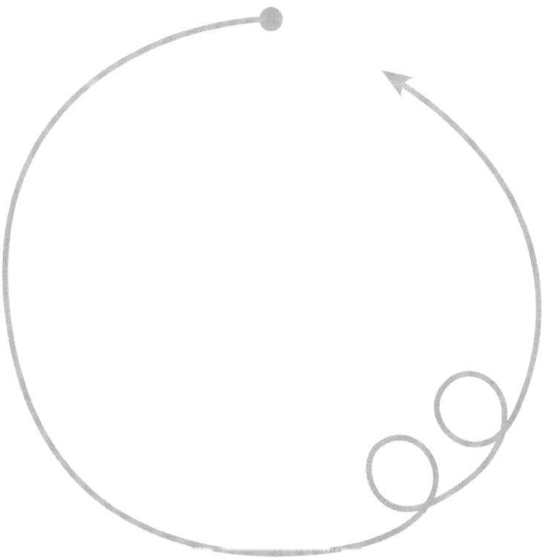

Erinnern Sie sich immer wieder daran, dass das Geistige der Sprache, nicht das materiell gewordene Wort, der Begriff, zur Erscheinung kommen möchte! Gehen Sie immer wieder zu dieser »Quelle« der Bewegung aus der Zukunft mit den Fragen:

- *Sieghafter Geist* – was soll der sieghafte Geist? Warum wird er angerufen?
- *durchflamme die Ohnmacht* – von wem? Wessen Ohnmacht?
- *zaghafter Seelen.* (Ballen) – und dann? Warum?
- *Verbrenne die Ichsucht* – und dann? Warum?
- *entzünde das Mitleid* – wofür?
- *dass Selbstlosigkeit* – was ist sie?
- *der Lebensstrom der Menschheit* – was soll er, was möchte er?
- *wallt als Quelle* – von was?
- *der geistigen Wiedergeburt.*

Der Hoffnung Himmelsfrucht

Ich fühle wie entzaubert
das Geisteskind im Seelenschoß,
es hat in Herzenshelligkeit
gezeugt das heil'ge Weltenwort
der Hoffnung Himmelsfrucht,
die jubelnd wächst in Weltenfernen
aus meines Wesens Gottesgrund.
Rudolf Steiner[71]

Dies ist der Weihnachts-Wochenspruch als einer von zweiundfünfzig Wochensprüchen, die Rudolf Steiner 1912 zum Miterleben des Jahreslaufes gab. Damit schuf er der Seele einen in sich geschlossenen Meditations-Jahreslauf; in diesem Sinne nannte er ihn den »Seelenkalender«. Er ist von einer wunderbaren Komposition »durchleuchtet«, durchgestaltet.[72]

In der Winterzeit gibt es mehrere »Herz-Sprüche«. Sie beginnen kurz vor Weihnachten und enden Ende Februar /Anfang März. Die Herzworte, die sie durchklingen, sind in der Reihenfolge: Herzens Trieb, (in) Herzenshelligkeit, (aus) Herzens Liebewelten, (aus dem) Herzensgrunde, (durch) Herzenswärme, (durch) Herzenskräfte, (im) Menschenherzen (Liebe weckend). Diese wunderbaren Worte wie des »Herzens Trieb« oder des »Herzens Liebewelten« – was ist das eigentlich? Wie fühlt sich das an? Was ist eine »Herzens Liebewelt« im Gegensatz zu einer Herzenswelt oder nur einer Liebewelt? Was ist ein Trieb, und was des Herzens Trieb?

In dem oben genannten Spruch klingt das Wort »Herzenshelligkeit«. Was ist das für eine Helligkeit? Leuchtet, strahlt sie? Ist sie auch gleichzeitig warm? Was bewirkt sie?

In diesem Spruch begegnet man wieder vielen H's! Was machen sie?

Vorschlag zur Lautgestaltung

- *Ich fühle wie entzaubert*
  das Geisteskind im Seelenschoß: Diese ersten beiden Zeilen sind eine Aufforderung, das wirklich zu empfinden, was hier ausgesprochen wird. In

einer Gebärde, die vom Herzen ausgeht, öffnen Sie den Herzraum so, dass da nichts mehr ist, was Macht über ihn hätte, was ihn verschließt, was ihn zudeckt etc. Richten Sie sich dann darin auf *(das Geisteskind)* und bilden Sie ein O dazu, während das I in der aufgerichteten Gestalt und im Herzen bleibt.

- *es hat in Herzenshelligkeit:* Das Geisteskind zeugt das heil'ge Weltenwort – so fließt der Sprachstrom hindurch. Die *Herzenshelligkeit* geht also ganz von der Kraft des Geisteskindes aus. Es sind sogar drei H's! Verlieren Sie den Raum des O nicht, wenn Sie das erste H von innen ansetzen; und bilden Sie dann in den drei H's einen Prozess ins Licht hinein, zum »Zeugen« hingezogen ... Überhaupt bleibt das O, wird immer wieder hörbar, denn sein Strom, sein Liebestrom, seine Kraft, zu runden, trägt sich durch.
- *gezeugt das heil'ge Weltenwort:* Mit den drei H's im O haben Sie dem Eu bereits den Raum vorbereitet; das Geisteskind spricht nun durch sich selbst vom *heil'gen Weltenwort*, das aus der *Hoffnung Himmelsfrucht* ersteht ...
- *der Hoffnung Himmelsfrucht:* Gehen Sie zweimal mit dem H hinaus, den Himmel öffnend, und dann ernten Sie gleichsam die Frucht des Himmels in einem kleinen U vor Ihrer Mitte zwischen den Händen, das jedoch wiederum sogleich jubelnd hinaus nach vorne zu wachsen beginnt ...
- *die jubelnd wächst in Weltenfernen:* ... und sich dann in ein großes E öffnet, während der Raum, der zwischen Ihren Händen aufgeht, immer voller wird!
- *aus meines Wesens Gottesgrund:* Dieses E, das voll ist mit »Welt«, wird nun von Ihnen selbst vom Zentrum aus neu durchdrungen. Es bleibt »ätherisch« groß, bleibt »stehen«, während Sie wiederum mit Ihren Armen ein U nach oben bilden, ohne in den Füßen die Tiefe, den Vatergrund zu verlieren! (So entsteht ein ätherisches Kreuz zwischen »Wesen« und »Gottesgrund«! Das O, wenn Sie es zur Sichtbarkeit bringen möchten, durchsonnt dabei die Mitte, die Kreuzung.)

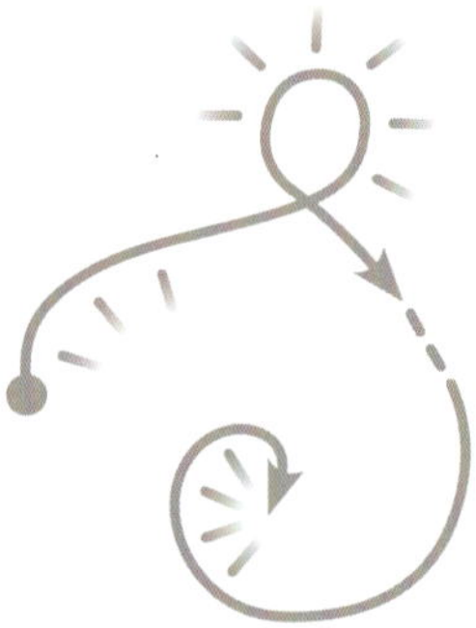

Formmöglichkeit

Nehmen Sie die Formen als Grundformen und erleben Sie, wie die Lautkräfte diese differenzieren können.

- *Ich fühle wie entzaubert*
  das Geisteskind im Seelenschoß,

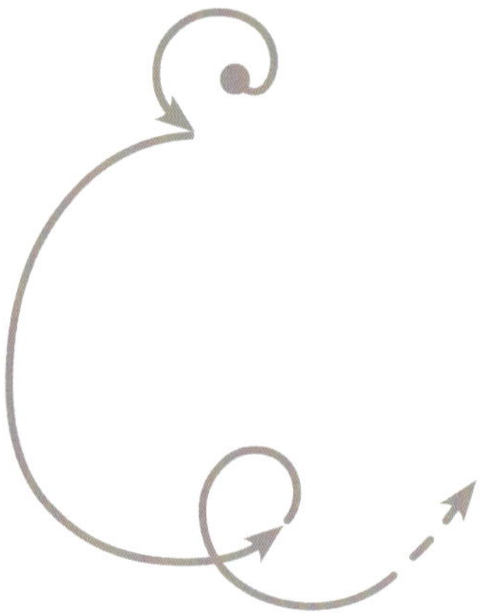

- *es hat in Herzenshelligkeit:* kleine Ausspiralung, dann neu ansetzen zu einem großen Bogen nach hinten, der eine Frucht trägt;

- *gezeugt das heil'ge Weltenwort*
  der Hoffnung Himmelsfrucht,

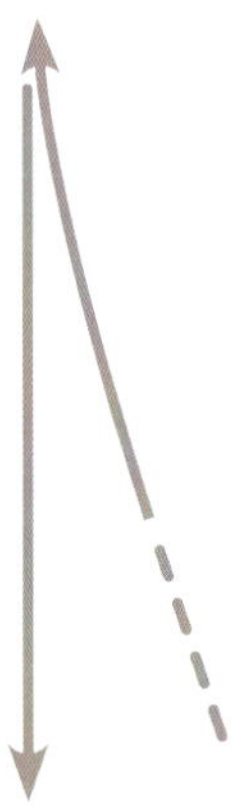

- *die jubelnd wächst in Weltenfernen:* eine Richtung;
  aus meines Wesens Gottesgrund:
  mit Bezug zur Richtung nach vorne nun in die Gegenrichtung.

Als Ganzes sieht die Form so aus:

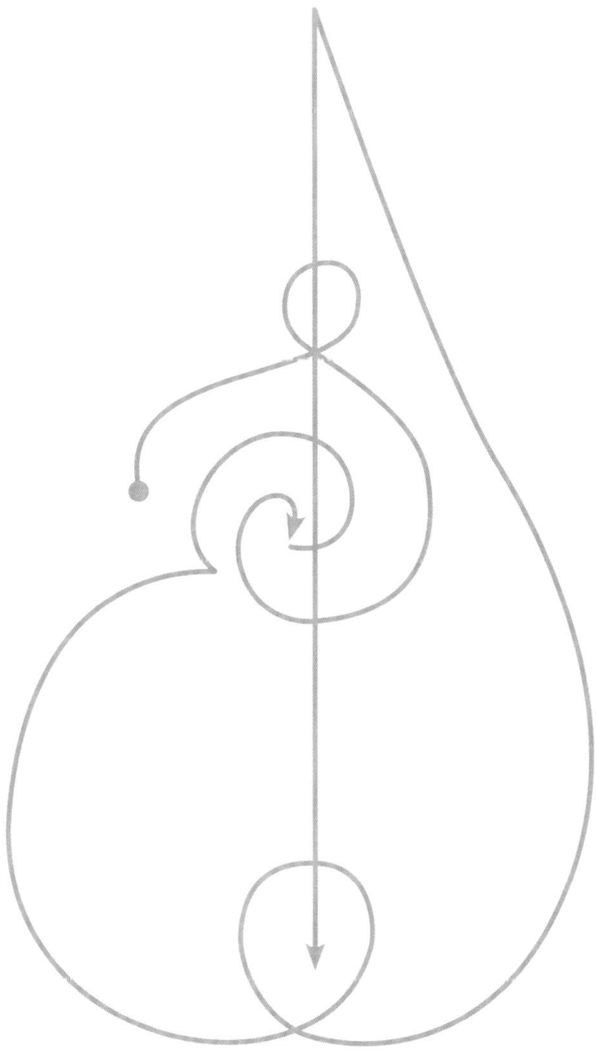

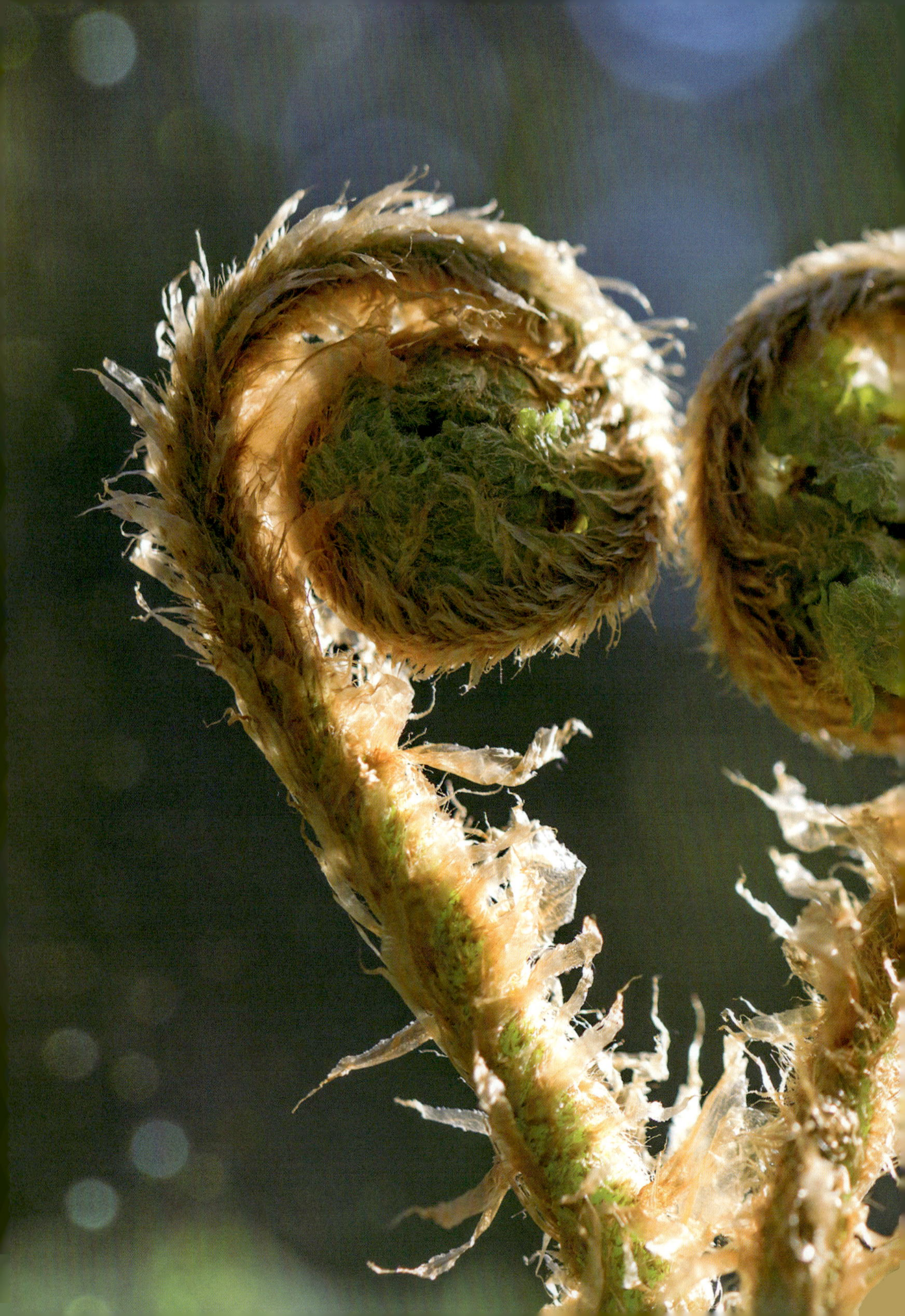

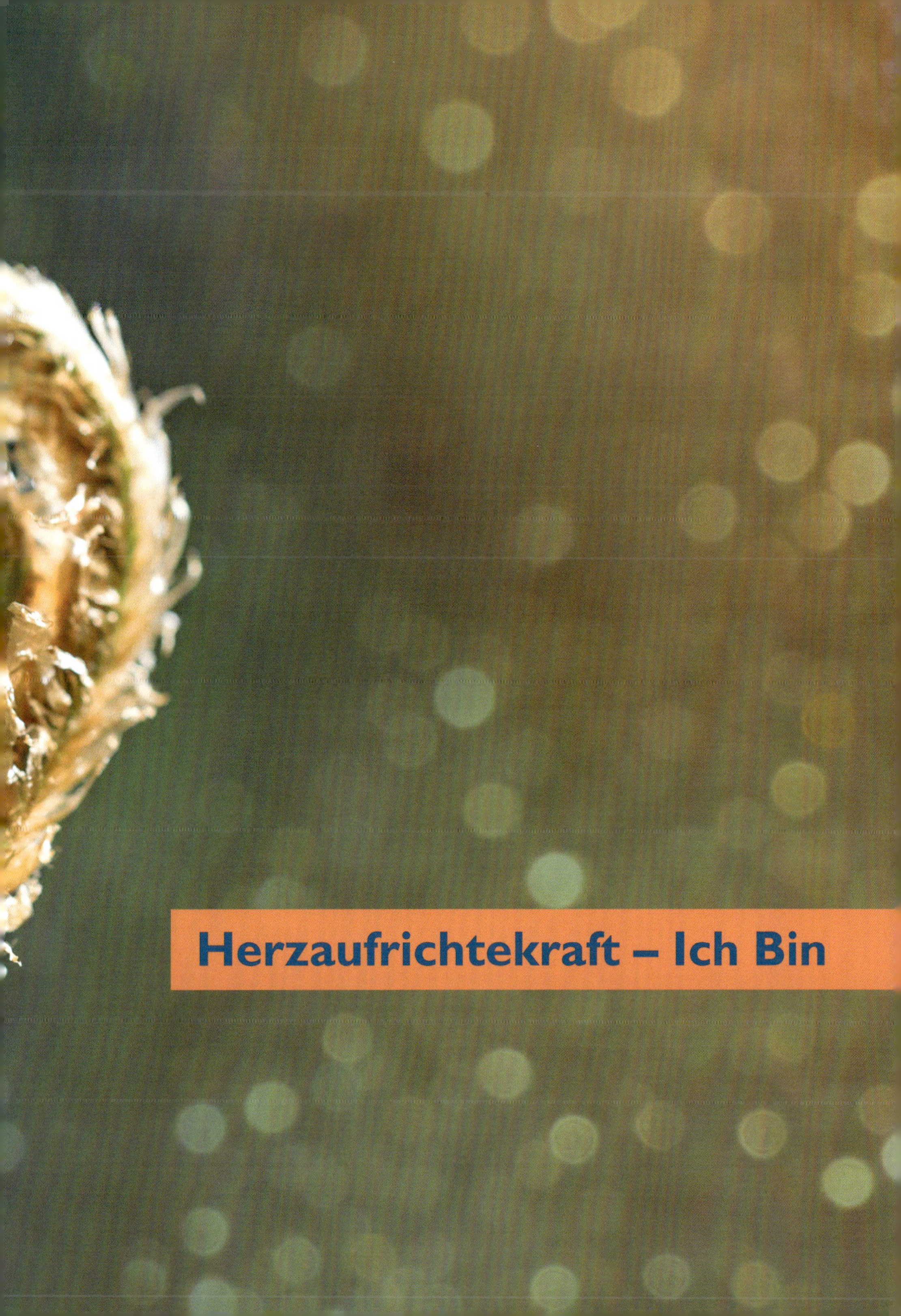

Herzaufrichtekraft – Ich Bin

Ecce Homo

Weniger als die Hoffnung auf ihn

das ist der Mensch
einarmig
immer

Nur der gekreuzigte
beide Arme
weit offen
der Hier-Bin-Ich

Hilde Domin[73]

Ich-Bin-Worte-Meditation

Die Ich-Bin-Worte-Meditation ist wie eine Zusammenfassung von allem, was in diesem Buch entfaltet wurde. Deshalb ist sie auch zugleich wie eine Art Ursubstanz. Sie führt durch sieben Stufen des Lautes I hindurch. Dabei geht es nicht um die christliche *Konfession,* die auf der weltgeschichtlichen Ebene durch die Ereignisse um das Jahr null bis dreiunddreißig entstand, sondern es geht um die Realität der göttlichen Präsenz in unserem Wesen, die wir in unserem Ich erfahren können und die jeden Menschen meint.

Dieser Strom ist jedoch gleichzeitig viel älter als das Christentum, er ging durch die Mysterien hindurch in der Erwartung der Menschwerdung des Logos. Als sich der Logos dann aber mit der Erde verbunden hatte, wurde der Bezug ein anderer, denn nun war das Wort Fleisch geworden. Nun konnte der Mensch den Logos in seinem Innern erwecken und gebären. In vorchristlicher Zeit lebte in Ephesus Heraklit, der als erster Mensch den Logos denken konnte. Von ihm ist der Satz überliefert »Alles fließt«. Damit meinte er den Logos selbst. Und in diesem Fluss muss der Mensch, durch die Zeiten hindurch, ein immer wieder neues Verhältnis zum Logos bilden.

Das Folgende kann als ein Versuch genommen werden, sich zum Logos in das Verhältnis zu bringen, das *heute* notwendig ist. Das ist nicht zu denken ohne die Aussage Rudolf Steiners um 1909, dass der Christus im Ätherischen in den 30er-Jahren des vorigen Jahrhunderts wiedererscheinen wird.

Dass in genau dieser Zeit der Abgrund aufging, über den viele Dichterinnen und Dichter das Wort erst wiederfinden mussten, ist wie das im Physischen sichtbar gewordene Gegenbild dieses geistigen Ereignisses. Wie sehr es auch um Sprache ging, um den Missbrauch der Sprache zunächst, um Phrasen, Lügen und Gewalt, dann jedoch um die Auferstehung in der Sprache, um ein neues Hören, um das Wort, »dieser weite Flügel / … / mit den unsichtbaren Schwingen«,[74] hängt, so kann man ahnen, auch mit dem Logos zusammen, der einen neuen Zusammenhang zwischen Himmel und Erde stiftete und dem sich ungeheure Kräfte entgegensetzten – und dem sich, dennoch, unerschütterliche Kräfte anvertrauten.

Rudolf Steiner hat mit der Eurythmie, die um die Zeit zur Welt kommen wollte, als er dieses Ereignis voraussagte, bereits einen Weg zu bahnen begonnen, um die Kraft zu stärken, die unerschütterliches Vertrauen in den Logos erlebt.[75] Es war bei einem Vortrag, bei welchem es um den Prolog des Johannes-Evangeliums ging![76] Blickt man aus der heutigen Perspektive auf dieses Ereignis – das fortdauernd wirkt –, so muss man sagen, dass wir in der Zeit leben, in der der Christus im Ätherischen wiedererschienen ist. Dies wurde und wird auch durch sehr viele Menschen erlebt.[77] Die Eurythmie gehört zu diesem Ereignis dazu!

In den Ich-Bin-Worten (Joh 6,35 ff.) vermochte Johannes der Evangelist, den Christus in seinem Wesen sich aussprechen zu lassen, weil er selbst durch den Christus auferweckt wurde. Das ist der Grund, warum durch diese Worte ein Zugang zum Logoswesen geschaffen wird und der Mensch, der eurythmisiert, sich mit seinem eigenen (höheren) Wesen damit verbinden darf – in der Annahme, die Eurythmie ist eine Kunst, in welcher der Logos in seiner Werdestufe im Ätherischen durch den Menschen hindurch sichtbar werden möchte in der Welt. Das ist auch das Johanneische der Eurythmie: Wie Johannes den Logos um die Zeitenwende im Irdischen bezeugte, so der heutige Mensch, der in der Eurythmie lebt, den Logos im Ätherischen. Der eurythmisierende Mensch wird zu einem Johannes für den Christus im Ätherischen, d. h. zu einem Zeugen *der schaffenden Kraft im Lebendigen*. Die Eurythmie kann als Kunst erlebt werden, die den Weg bahnt für ein immer größer werdendes Bewusstsein dieser Wesenheit. Wir können sie nur erkennen, wenn wir selbst schöpferisch tätig werden.

Im Deutschen sind die Ich-Bin-Worte gleichsam herausgeboren aus dem

Laut »I«, der in sich bereits die Johanneskraft des Bezeugens hat: Das Licht, das durch das Herz den Raum beleuchtet, wird bezeugt. Es ist das Licht des höheren Ich aller Menschen.[78]

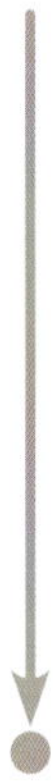

Ein weiterer Aspekt kommt im Altgriechischen, der angenommenen Ursprache des Johannes-Evangeliums zur Geltung, wo »Ich Bin« »ego eimi« heißt und übersetzt eigentlich bedeutet: »Ich ich bin.« Hier wird nochmals offenbar, dass das Ich zugleich sein eigener Zeuge – wiederum »ich« – ist, aber es deutet auch darauf hin, dass das Ich sich selbst hervorbringt in seinem Sein.

Die Raumbewegung, die Rudolf Steiner für das Wort »Ich« gegeben hat, bringt diesen Aspekt stark zur Geltung, denn da wird eine Richtung, die genommen wird, wieder zurückbewegt. Das ist ein Bild. Als Prozess kann darin jedoch nachvollzogen werden, wie das Ich in dem lebt, was es selbst schafft, bzw. dass es bezeugt, was es erzeugt. Das Ich lebt niemals in etwas, das schon geworden ist. Das Ich ist die Kraft, die die Formen, in denen es lebt, immer neu hervorbringt. – Und diese Substanz geht durch alle Ich-Bin-Worte, geht durch alle Eurythmie hindurch!

Der Laut I

Um sich dem Laut I als Prozess wie auch als Kraft zu nähern, kann einem das Auferstehungsbild des Isenheimer Altars einen Hinweis geben. Es ist zugleich ein Herzbild! In diesem ist nichts symbolisch gemeint, sondern es ist ein Bild, das mitvollzogen werden kann, wodurch die ätherische Kraft im Herzen frei wird.

In diesem Bild ist es Nacht und die Sonne geht auf. Dennoch bleibt es Nacht, wenn es auch nicht finster bleibt. Es ist auch verbunden mit dem Prolog des Johannes-Evangeliums, wo es heißt: Das Licht scheint in der Finsternis, aber die Finsternis nimmt es nicht auf. Hier kann man es aber auch so verstehen, dass die Nacht auf den geistigen Raum verweist, der sichtbar werden möchte. Aus ihm heraus kann sich der Mensch aufrichten, sodass die Sonne seines Wesens leuchtet. Diese Kraft hebt ihn bis ins Physische in die Leichte. Das Tor, durch das diese Kraft in die Welt eintritt, ist das Herz.

Der blaue Strom, wirbelnd, steigt auf. Er trägt alles, was wir auf der Erde mit unseren Taten durchwirkt haben. Er geht hinaus in den Kosmos, wo wir nachtodlich, auf der Sonne, die Keime davon verwandeln in neue Impulse für ein neues Leben. Der rote Strom kommt aus der Sonne selbst, ist durchleuchtet von der Sonne, die hier aufgeht, aber auch von der Sonne, von der wir vorgeburtlich kommen. (Rudolf Steiner misst auf dem Weg, den wir nachtodlich bzw. vorgeburtlich erleben, der Sonne eine besondere Bedeutung zu.[79] Dort werden die karmischen Impulse für eine neue Inkarnation geschaffen aus dem, was im Rückblick auf die vergangene Inkarnation, oder auch die vergangenen Inkarnationen, erlebt wird. Im Herzen, das wir mit unserem Wesen durchleuchten, aktualisiert sich fortwährend diese geistige Sonnenkraft unseres Karmas. Das Herz ist in jedem Menschen der Ort der geistigen Sonne auf der Erde. Christus ist in diesem Sinne der Herr des Schicksals. Wir erleben ihn im Herzen.)

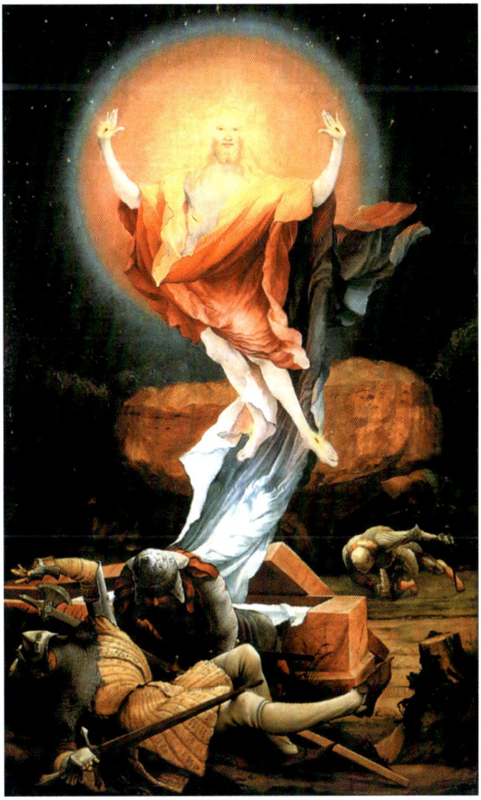

Matthias Grünewald, »Auferstehung Christi« aus dem Isenheimer Altar, 1512-16

Der Laut I ist mit diesem Sonnenaufgang eurythmisch beschrieben![80] Durch die Aufrichtekraft geht die Sonne auf. Der ätherische Raum öffnet sich. Die physische Welt wird in die Leichte gehoben. Durch die Säule des I wird die »Chakrensäule« stabilisiert und der Mensch verbindet sich vom ersten Moment an durch seine Mitte mit dem ganzen Umkreis. Das Wort, das im Urbeginne war, ist nun da, es wird zur sichtbaren Sprache, und jeder Laut, jede Gebärde, die daraus hervorgeht, ist angeschlossen an seinen ewigen Quell. Damit aber schließen wir uns selbst an diesen Quell an. Deshalb kann es wertvoll sein, diese Meditation bewusst in diesen sieben Stufen der einzelnen Ich-Bin-Worte zu gehen bzw. diese im eurythmischen Üben mit einzubeziehen.

Jede Stufe der Ich-Bin-Worte nimmt Bezug auf eine in dem Buch bereits beschriebene Übung oder Angabe. Hier jedoch geht es um den Weg vom Brot zum Wein durch eben diese Worte hindurch.

Ich Bin das Brot des Lebens.

Der Laut I als erster eurythmischer Laut wurde von Rudolf Steiner unendlich einfach gegeben. Schlicht sagte er zu Lory Smith: »Stellen Sie sich aufrecht hin und versuchen Sie eine Säule zu empfinden, deren Fußpunkt der Ballen Ihrer Füße und deren Kopfpunkt Ihr eigener Kopf, ihre Stirne ist. Und diese Säule, diese Aufrechte, lernen Sie empfinden als I.«[81]

Wenn man diese Angabe genau so nimmt, ohne sich zuvor zu beugen, stellt man sich, wie man es sozusagen hört, aufrecht im Rückgrat hin und verlagert dann das Gewicht so, dass der Schwerpunkt leicht vor der Mitte ruht, weil darin der Stirnpunkt mit den Ballen in der Verbindung erst *gefühlt* werden kann. Diese Aufrechte soll als I empfunden werden. Mit dieser kleinen Gewichtsverlagerung in der Säule unseres Leibes gehen wir in den ätherischen Raum. Steht man zu mehreren im Kreis und befragt den Zwischenraum zwischen den Einzelnen in seinem Unterschied, wenn sich das Gewicht im Rückgrat befindet und wenn es nach vorne verlagert wird, so erlebt man darin den Wechsel von Leere zu Fülle, von Schwere zu Leichte, von Nacktheit zu Hülle etc. Der Herzraum wird zum Mittelpunkt, doch ist er wirklich ein Raum, der offen ist, der zugleich hört und spricht, in dem Wärme erlebbar ist, der substanziell genährt wird und nährt.

Dieses Ur-I kann erlebt werden als das erste Ich-Bin-Wort: *Ich Bin das Brot des Lebens.* Ohne diese Gewichtsverlagerung kommt man nicht in den ätherischen Raum – und wenn man später ins A hinter der Rückgratsäule geht, so geht man *mit* diesem I, *mit* dieser Säule da hin! Man öffnet sich dem Lebendigen, dem, was als Leben alles durchströmt und aus der Schwere der Materie hebt.

Dies ist der Ur-Ansatz der Eurythmie, könnte man auch sagen. Hier entscheidet sich alles. Denn wir stehen an der Schwelle und gehen mit diesem I *über* die Schwelle. Die Eurythmie ist eine Kunst jenseits der Schwelle. Denn *Ich Bin das Brot des Lebens.*

Das I, d. h. die Welt, zu der das I etwas wie ein Tor bildet, wird nun durch die weiteren Ich-Bin-Worte immer mehr durchdrungen, wird immer tiefer erlebbar. Man kann jedes der Ich-Bin-Worte als einen eurythmischen Ansatz erleben, wenn er auch nicht einfach »gemacht« werden kann. Bei dieser Art Ansatz geht es vielleicht vielmehr um ein »Zulassen«, ein Sich-Öffnen für ein Geschehen, in dem wir immer schon darinstehen.

Ich Bin das Licht der Welt.

Die nächste Stufe wird dadurch erreicht, dass die Gebärde des I dazugenommen wird, denn damit leuchtet in dem allgemeinen Äthermeer mein höheres Wesen herein, mit dem ich mich verbinde, um jenseits der Schwelle sprechen zu können. Hier entsteht: *Ich Bin das Licht der Welt,* es entsteht eine geistige Präsenz.

Zu diesem Ich-Bin-Wort gehört, dass der Christus spricht: »Auch wenn ich als Zeuge für mich selbst spreche, ist mein Zeugnis gültig. Denn ich weiß, woher ich gekommen bin und wohin ich gehe« (Joh 8,14). Das bedeutet, dass nun die Ätherwelt bezeugt wird durch diese Anwesenheit meines höheren Wesens. Ich bezeuge mich im höheren Sinne – d. h. Ich Bin. In einer Ansprache sagt Rudolf Steiner: »Sprechen wir ein I, so haben wir nur dann das rechte Bild, wenn wir in diesem I die Befestigung unseres Geistigen in uns selbst, gewissermaßen die Ausfüllung durch dasjenige, was in Betracht kommt von uns selbst, sehen«[82] (siehe zur I-Gebärde Seite 29 ff.).

Ich Bin die Tür.

Zu dem I gehören auch das A und O. *Ich* bin das *Alpha* und das *Omega*. D. h. dass hier das I als Tor in Erscheinung tritt. Die I-A-O-Übung ist eine Schlüsselübung für diese Tatsache, dass im I auch das *Ich Bin die Tür* anwesend sein möchte. Das I kann in alles hineingehen, aber es ist auch die Tür zu jedem neuen Motiv, zu jeder neuen Gebärde, und schließlich ist es auch die Tür für das Wort, das durch alle eurythmische Bewegung hindurchspricht.

Das sind keine drei Arten von »Tür«, sondern *die eine* Tür als lebendiges Wesen, nicht als Ort, sondern als Fähigkeit, hinein- und hindurchzugehen, als Fähigkeit, Weide zu finden und Fülle zu haben. Immer öffnet sich Welt durch diese Tür (siehe Seite 29 ff.).

Ich Bin der gute Hirte.

Hineinverwoben in dieses Ich-Bin-Wort der Tür ist dasjenige des guten Hirten. Denn »derjenige, der durch die Türe eintritt, ist ein Hirte der Schafe. Ihm tut der Türhüter auf, und die Schafe hören auf seine Stimme, und er ruft sie alle einzeln beim Namen und führt sie hinaus« (Joh 10,2–3). – So werden wir selbst gerufen durch dieses Tor, hin zu unserem höheren Wesen »hinaus«. Aber auch alles in der Welt als Begriff, als Name, wird durch das I sozusagen »gerufen« und in den geistigen Zusammenhang (zurück-)geführt. »Und hat er sie so hinausgeführt, so geht er vor ihnen her, und die Schafe folgen ihm nach, denn sie kennen seine Stimme [...] Ich gebe mein Leben hin für die Schafe« (Joh 10,4 und 10,15).

Eine Steigerung des I-(A)-O ist I in der Sphäre des O, was Rudolf Steiner auch die Liebegebärde nennt (siehe Seite 36 ff.).[83] Es ist die volle Ich-Kraft in der O-Gebärde, »wo die Welt etwas durch den Menschen erlebt, indem der Mensch etwas anderes von der Welt erfasst«.[84] Darin sind wir Hirte. Dieser spricht in gewissem Sinne zu uns: »Schenke deine Worte den Dingen, die stumm sind, damit sie durch dich sprechen. Denn sie sind nicht eine Aufforderung an deine Lust, diese stummen Dinge, sondern sie sind eine Aufforderung an deine Tätigkeit. Nicht, was sie *geworden* ohne dich, ist für dich da, sondern was sie werden sollen, muss durch dich da sein.«[85]

Die Welt erlebt sich durch den Menschen, weil der Mensch seinen Willen umkehrt und aus den Dingen das Wort erlöst, weil er sie alle »einzeln beim Namen [ruft] ...« Das I im O ist mit dieser starken inneren Tätigkeit verbunden und stärkt sie als eurythmischen Ansatz.

Ich Bin die Auferstehung und das Leben.

Eine weitere Stufe des I und damit der Eurythmie ist diejenige, dass das I in die Bewegung führt. Wenn man bei der Gewichtsverlagerung auf der ersten Stufe des I dem, was geschehen möchte, nachgibt, kommt man unmittelbar in ein Gehen, in ein Bewegen, das gleichsam in der Zeit ruht und das Zeit als geistige Qualität jenseits des Raumes hervorbringt. Man ist getragen in einem lebendigen Meer, man ist in einer völlig anderen Welt darin, man ist mit allem verbunden. Hört man da hinein die Worte *Ich Bin die Auferstehung und das Leben,* so bekommt man ein Gefühl für die Auferstehungswelt der Eurythmie, die aus dem Raum in die Zeit führt. In dieser Welt gibt es nicht Punkt A und Punkt B und die Bewegung von da nach dort, sondern zeitlose Zeit, in der alles erscheint.

Als eurythmischen Ansatz könnte man formulieren: Lassen Sie alles werden, alles entsteht, auch die sogenannten Eurythmieformen. – Auf dieser Stufe sind sie noch nicht Form!, sondern es geht um die grundsätzliche Bereitschaft, in dem »Geistesmeereswesen« (wie es im Grundsteinspruch[86] heißt) zu leben[87] (siehe Seite 44).

Ich Bin der Weg, die Wahrheit und das Leben.

Nun kommt die Stufe des *Ich Bin der Weg, die Wahrheit und das Leben,* die nun für die Formgestaltung essenziell ist und welche die Form immer als Ganzheit erfahrbar werden lässt. Diese Ich-Bin-Worte können eins zu eins genommen werden bei aller Formgestaltung. Ein Bogen: Ich bin der Weg. Ein Winkel: Ich bin die Wahrheit. Ein Kreis: Ich bin das Leben. Oder andersherum. Was dadurch entsteht und sich verändert, gleicht einem Wunder. Es wird *unmöglich,* Formen abzulaufen. Formen werden zur reinen Offenbarung des Ich. (Am leichtesten ist das bei Raumformen erlebbar, doch gilt dies für jede Gestaltung. Siehe Seite 111 ff.).

Ich Bin der wahre Weinstock.

Auf der letzten Stufe stülpt sich alles um. Ich werde aus dem Umkreis erst geboren, das Wort spricht durch mich hindurch, oder es ist alles nichts. »Ich Bin der wahre Weinstock, und mein Vater ist der Weingärtner. Jede Rebe an mir, die keine Frucht trägt, schneidet er weg; und jede, die Frucht trägt, reinigt er von wilden Trieben, auf dass sie mehr Frucht trage. Ihr seid schon rein durch das Wort, das ich zu euch sprach. Wohnet dauergründend in mir, so will ich dauergründend wohnen in euch. Wie die Rebe aus sich selbst heraus keine Frucht tragen kann, sie sei denn durchpulst von dem Leben des Weinstocks, so könnt auch ihr es nicht, ihr habet denn die Dauer gefunden in mir. Ich Bin der Weinstock, ihr seid die Reben« (Joh. 15,1 ff. Siehe Seite 84).

Aus dieser siebenfachen I-Kraft wird der Mensch fähig, nicht nur im Ätherischen zu bewegen, sondern im Ätherischen zu sprechen und darin etwas neu zu schöpfen, ihm etwas hinzuzufügen, was ohne ihn nicht da wäre. Dies ist eine erkennende Kraft, die die Wirklichkeit mitschafft. Das Wort entsteht im Äther neu – durch das Ich hindurch –, »denn Himmel und Erde werden vergehen, meine Worte aber werden nicht vergehen« (Mk 13,31).

Nachklang

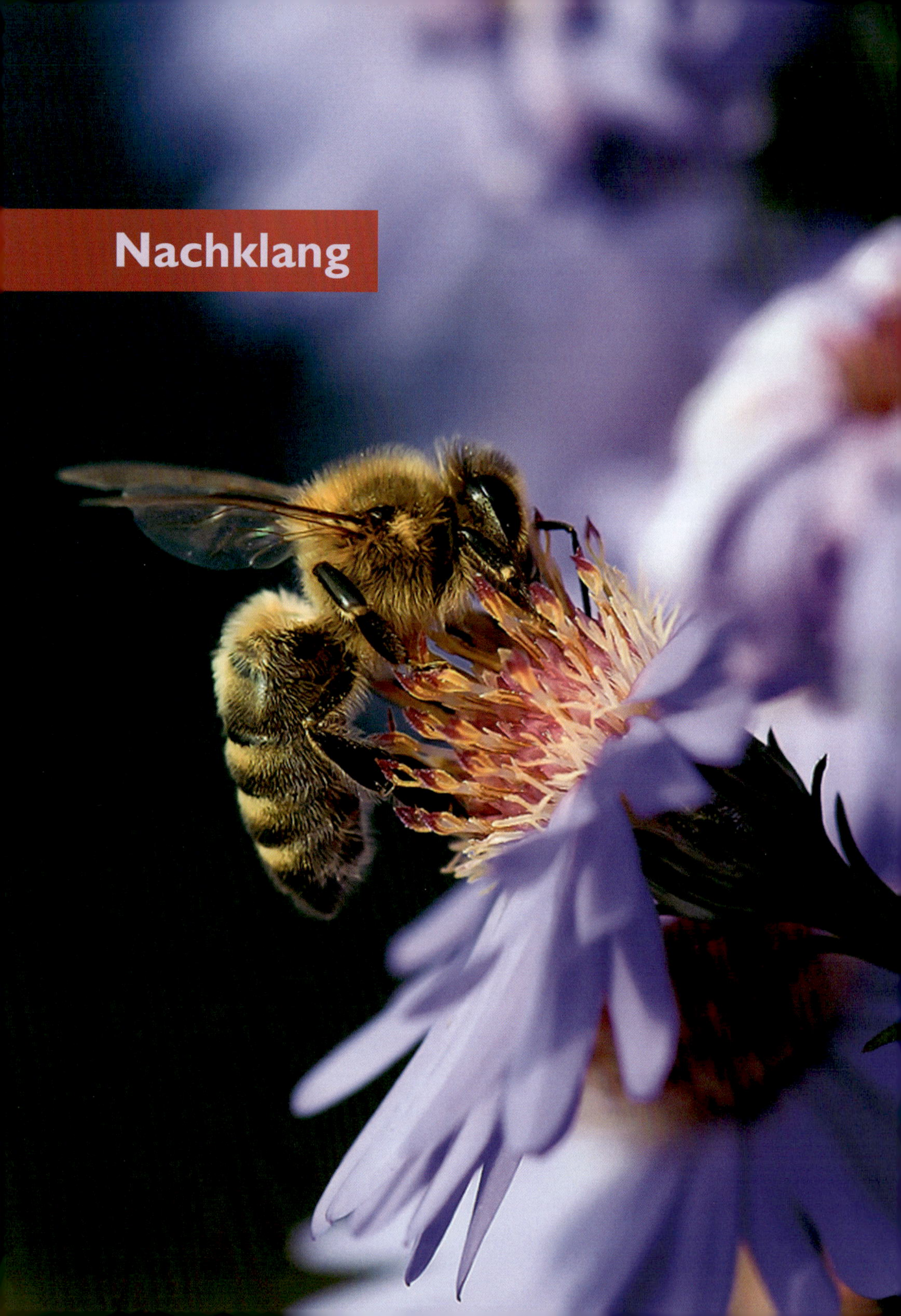

Himmel und Erde werden vergehen, meine Worte aber werden nicht vergehen.«

Dieser Satz bringt für mich einen Nachklang zum Ausdruck, den ich oftmals habe, wenn ich durch das Herz aktiv schaffend eurythmisiere. Ich bin dann wie tief von einer Ewigkeitskraft durchdrungen, die durch mich hindurch spricht.

Diese Ewigkeit bringt oft vieles in Bewegung, was aus der Zukunft heraus werden möchte und im Zeitstrom aus der Vergangenheit kommend noch keinen Platz hat.[88] So kann es einem vorkommen, wer sein Herz in Bewegung bringt, dem werden auch viele Dinge und Situationen im Leben Bewegung bescheren! Ob einem das lieb ist oder nicht, ist dann eigentlich keine wirkliche Frage, obwohl sich diese der Verstand manchmal stellt. Das Herz aber fühlt im Lebensstrom und erlebt die tiefe Heilung der Dinge und der Welt.

Ein Mantram aus dem ersten Mysteriendrama von Rudolf Steiner begleitet mich schon lange. Als das Leben wieder mal viel Bewegung brachte, entstand eine Variante davon. Sie mag hier zum Abschluss stehen.

Des Lichtes webend Wesen, es erstrahlet
in Menschenherzen,
zu füllen das Sein mit Friede.
Der Liebe Segen, er erwarmet
die Menschentaten,
zu lösen des Schicksals schmerzende Knoten.
Und Geistesboten, sie vermählen,
was Menschen verwandeln durch Herzenskräfte,
mit höherem Schicksalswillen.
Und wenn vermählen kann der Mensch in sich
das Himmelslicht mit Erdenätherströmen,
baut er im Zeitenwerden heilende Ewigkeitsorte.[89]

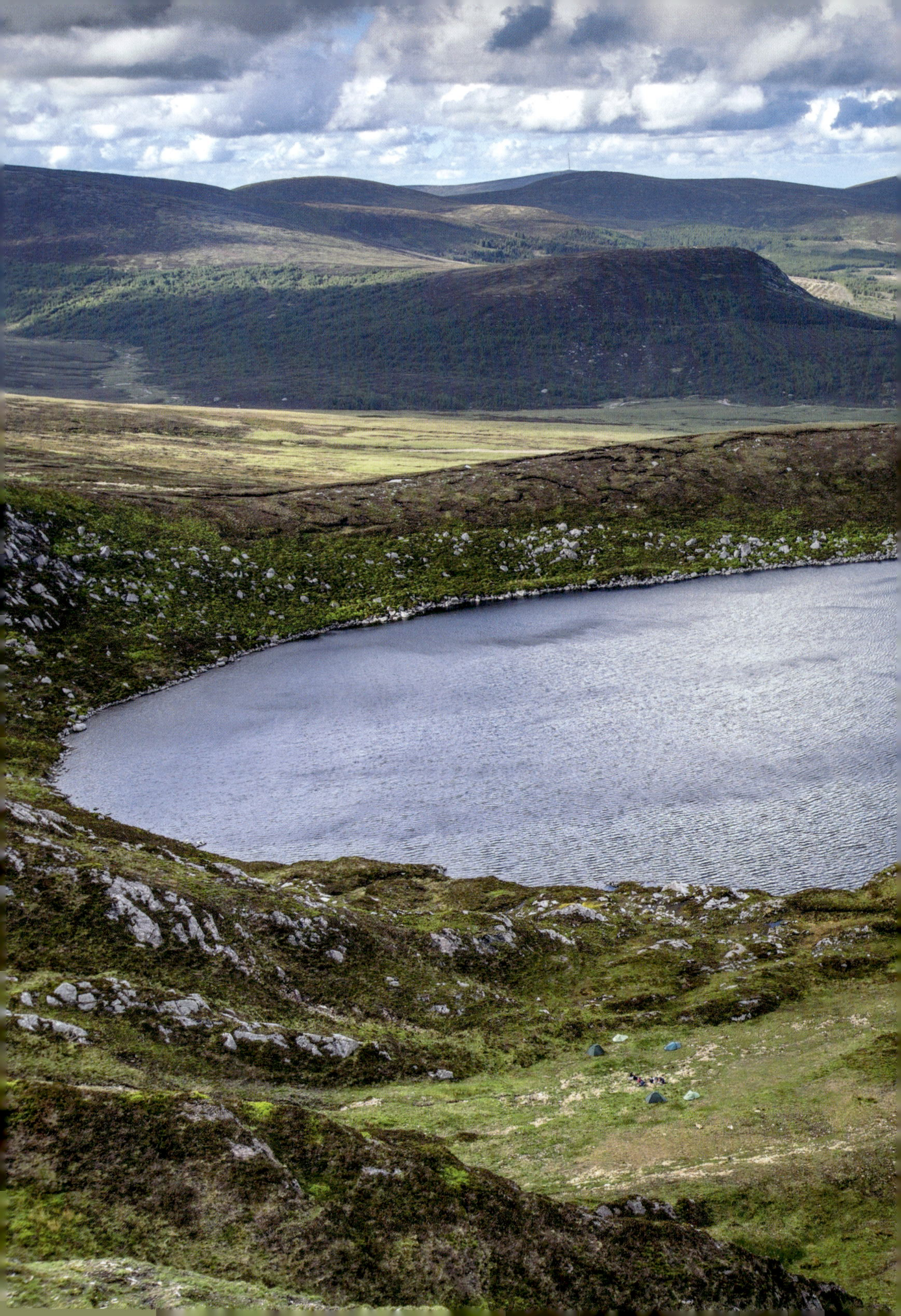

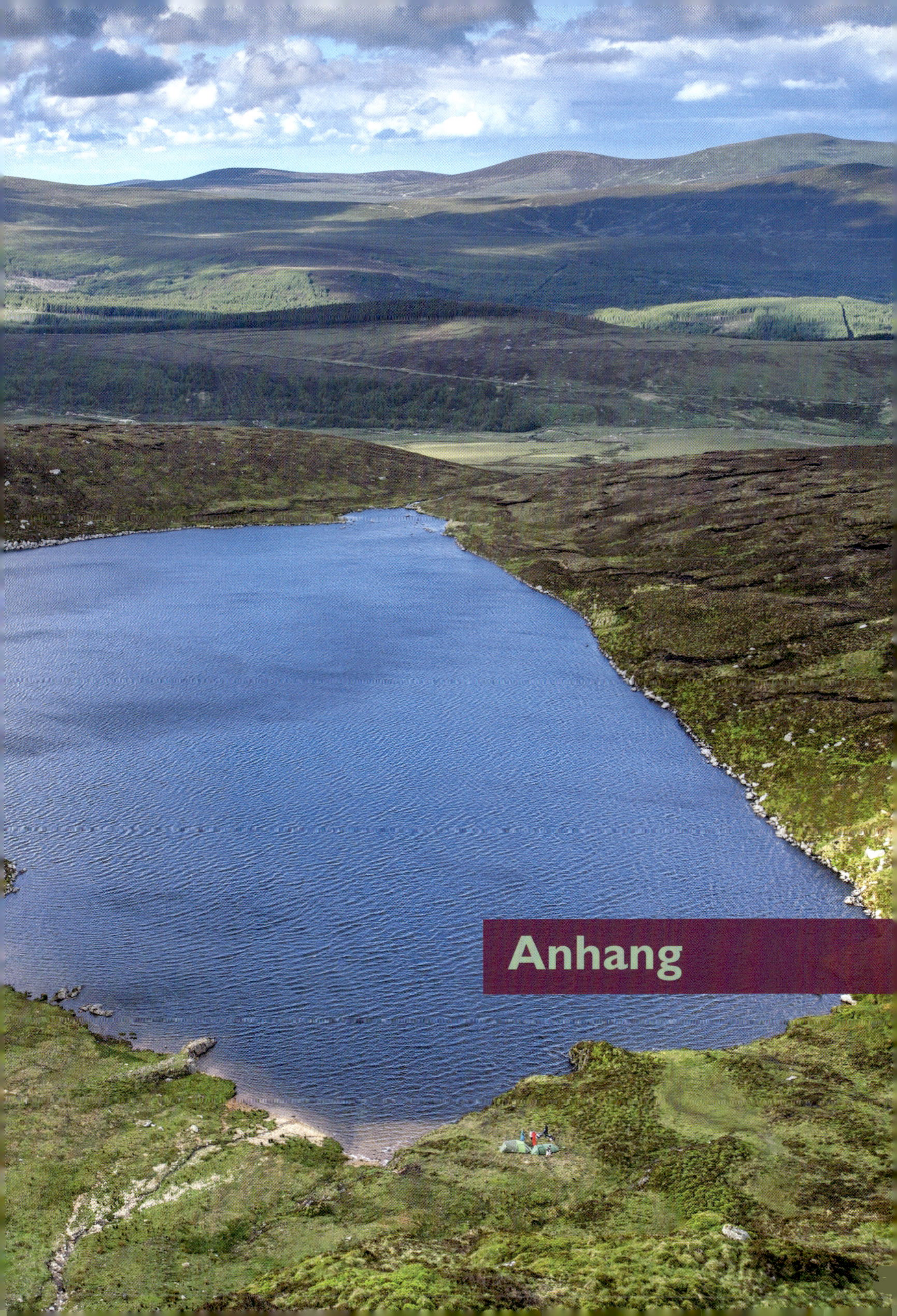

Anhang

Kleine Alphabet-Gebärdenkunde

Hier sei ein Versuch gemacht, nochmals systematisch eine kleine Anleitung zur Bewegung und Qualität der einzelnen Laute in ihrer Ur-Gebärde zu geben. Diese können dann selbstverständlich modifiziert werden in kleine und große Gebärden, sie können in verschiedenen Zonen bewegt werden oder auch durch die Empfindung in eine Einseitigkeit zwischen links – rechts, hart – weich, weit – eng etc. kommen. Der konkreten Phantasie sind keine Grenzen gesetzt!

Rudolf Steiner gab zu den meisten Lautgebärden eine Figur im Zweidimensionalen. Der Laut kommt darin durch drei verschiedene Farben zum Ausdruck. Die eine Farbe bezeichnete er als »Bewegung«, die andere als »Gefühl« und die dritte als »Charakter«.[90] Zusammen bilden sie einen Dreiklang. Es bleibt aber immer *ein* Laut. Man kann das auch so verstehen, dass sich der Laut – ein Wesen! – in drei verschiedenen Schichten zeigt. Er zeigt sich so, wie er in Luft und Licht frei fließt (Bewegung), er zeigt, was er an Reaktionen in seiner Umgebung hervorruft, wie er im Raum klingt (Gefühl), und er zeigt, wie er im Erdelement eine Form bildet und sich darin mit Lebensenergie füllt (Charakter). Jeder Laut hat darin sein spezifisches Gleichgewicht.

Die sogenannten Eurythmiefiguren sind auch Ur-Bilder. Sie geben wieder, wie der Ätherleib sich im Bilden des Lautes formt. Sie sind zugleich Nachklang und Wesensausdruck.

Weil man viel über einen Laut erfahren kann, wenn man Worte sucht, die mit dem Laut beginnen oder in welchen der Laut vorkommt, möchte ich dazu anregen, dies zu tun! An einem Beispiel soll dies deutlich werden: P wie: Papa, Pappe, Paradies, Perle, Pfau, Pinsel, plaudern, plustern, Polster, Preis, privat, protzig, pusten etc. – Viele dieser Begriffe geben kund, dass es sich um eine Hülle handelt, etwas, das weich ist oder wo es mindestens einen Puffer zur Welt gibt. P hat *Platz*. P schafft auch in gewisser Weise Distanz. Jedoch nicht durch Abstand, sondern durch Fülle und Schönheit, durch ein Sich-selbstgenug-Sein. Deshalb auch *Paradies* oder *privat*. – Wenn man ein Gefühl für den Laut als solchen entwickeln kann, wird auch die Bewegung innerlich deutlicher, im Sinne von Evidenz.

Die Vokale A, E, I, O, U

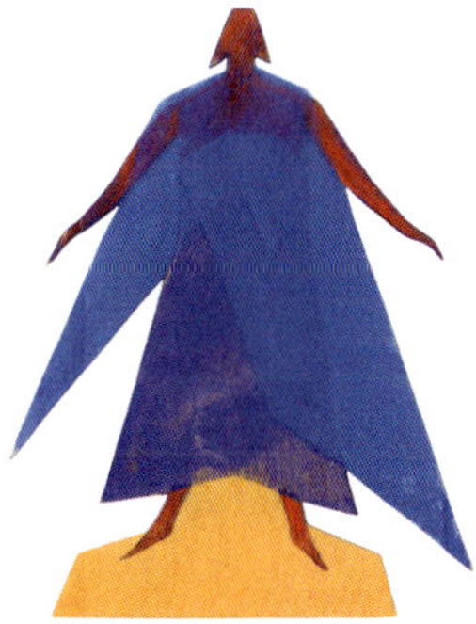

A Wenn man ein A ausspricht, erlebt man im Gaumen bereits die Form eines Kelches; ganz hinten, fast offen bis zur Kehle, entsteht der Klang des A, wenn der Luftstrom in diese Form hereindrängt.

In der Gebärde öffnet man die Arme vom Herzen her und führt sie, einen Winkel bildend, nach oben, nach vorne oder nach unten, bis sie ganz gestreckt sind und mit der Wirbelsäule zusammen der Winkel gefühlt wird. Der Körper ist aufrecht, das Gewicht ist leicht nach hinten verlagert, sodass nach vorne eine Öffnung zur Welt erlebt werden kann.

E Für das E werden die Arme, die im Winkel des A weit geöffnet waren, aus der Weite in eine Kreuzung zusammengeführt. Sie kreuzen sich vor der Körpermitte, oder über dem Kopf, wobei der Punkt, in dem sich die Arme berühren, als solcher fühlbar werden soll. Es werden in dieser Gebärde aber nicht nur die Arme, die physischen Gliedmaßen bewegt, sondern zwei Weltrichtungen; der offene Raum wird hereingeholt und in der eingrenzenden, bergenden Geste fassbar.

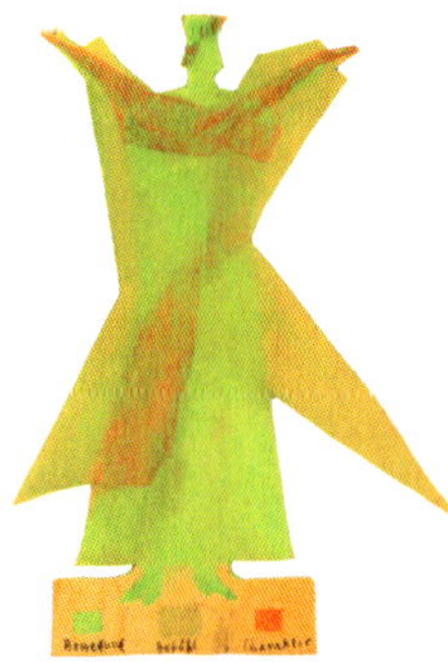

Im E wird Verbindung und zugleich Begrenzung erfahrbar. Durch die Gebärde entsteht ein Innen und ein Außen. Sie zieht eine Grenze zwischen mir und dir, sie schafft damit aber auch einen Fokus, ermöglicht eine Konzentration auf den Punkt. Die Seelenhaltung des E ist das Setzen von Grenzen, das Wahren von Distanz, aber auch (wenn die Hände zur Brust schauen) ein Behüten, Sich-Schützen und – in einer innerlicheren Nuance – Ehrfurcht vor dem andern.

Im großen E werden die Arme weit in die Horizontale ausgebreitet. Der Kreuzungspunkt geht dann mitten durchs Herz.

I Im I geht es um die Aufrichtekraft, jedoch nicht aus dem Rückgrat, sondern aus dem Herzen.

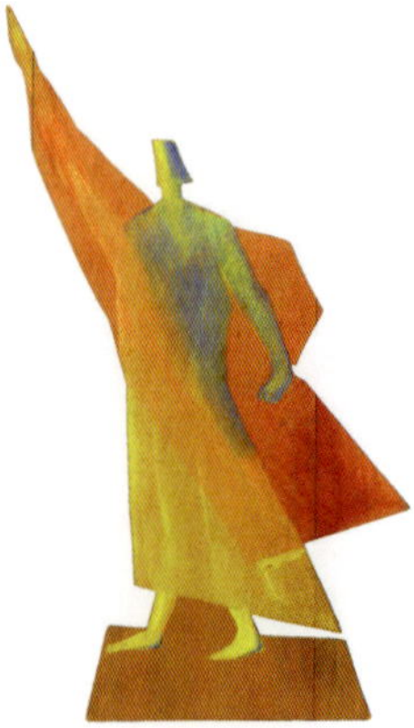

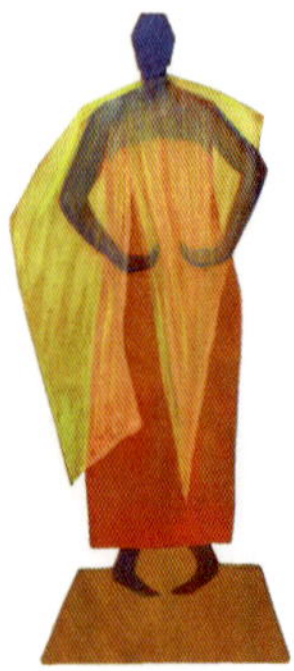

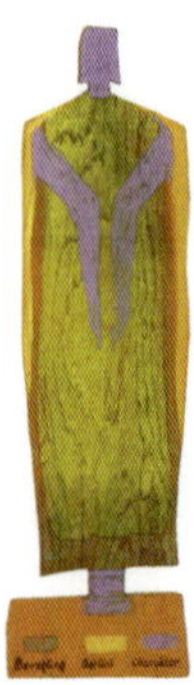

In der Ausgangsposition ist der Körper (Oberkörper, Beine, Kopf) als Säule ganz leicht vor dem Lot des Rückgrates, die Hände liegen übereinander (die Arme noch angewinkelt) etwa in Höhe der Körpermitte, und man verbindet sich innerlich mit dem Herzraum. Nun geht man selbst hinein in diese Mitte und richtet sich darin auf – in eine Präsenz hinein, die man auch als »Ich« bezeichnen kann. Dabei wird der eine Arm fühlend nach oben, der andere nach unten gestreckt; im Strahl der Arme leuchtet die Herzenssonne. Der Blick ist nach vorne gerichtet, frei. Die Gleichgewichtslage des Schwerpunktes, der noch immer ganz leicht vor der Mitte liegt, kann als Schwelle erlebt werden; aus ihr heraus ist das Lichte, das Strahlende der aus dem Herzen kommenden Gebärde zu erleben. Leicht kann man sich im Aufrichten aber auch überstrecken, dann zieht man alles Licht in sich hinein und fühlt nur noch sich selbst, sein Ego-Ich; oder man hält sich im Aufrichten doch an das Rückgrat, weil man sich vor dem Freiraum fürchtet, der durch die Herzaufrichtekraft entsteht, und bleibt dadurch klein, gefesselt an die physischen Haltepunkte, kommt nicht in die Verbindung mit dem Raum. Die Gebärde bleibt dann dem Erden-Ich verhaftet.

O Im O wird das Gewicht der Säule noch ein wenig weiter nach vorne verlagert, wie wenn man sich innerlich zu etwas hinneigt und lauscht, was sich da ausspricht. Die Arme formen ein O vor der Mitte (oder auch nach oben); diese Geste gleicht dem Hinausströmen in eine Rundung. (Achtung: Die Arme umfassen nichts, sie bilden keine Hülle, sondern gehen selbst in einer Kreisbildung hinaus.) Man wird ganz Ohr. Man strömt mit seinem Wesen in die Kreisform hinein und *erlebt* diese – das hilft einem auch, sich in der Hingabe nicht zu verlieren.

U Wenn man ein U ausspricht, entsteht ein schmaler Gang, der von innen nach außen, auch von hinten nach vorne führt. Kräfte werden gesammelt und kanalisiert. Dieses Sammeln und Fokussieren von Kräften geschieht in der »Ruhe«, man braucht es im »Mut«, aber auch in der »Furcht« oder bei der »Flucht«.

Eine U-Gebärde ist das Fühlen einer Parallelen. Diese Parallele kann im Kleinen zwischen den Händen, aber auch im Großen zwischen den Armen oder in den Beinen erlebt werden. (Die Muskulatur im Rücken ist dabei leicht gespannt.) Zwischen den parallel geführten Gliedmaßen entsteht ein leichter Zug nach außen bzw. nach oben, vorne. In der »Ruhe« wird dieser gehalten, in einer »Flut« beispielsweise wird ihm nachgegeben.

Umlaute

Zeichnungen hierzu sind zum Teil bei der Übung »Der Wolkendurchleuchter« zu finden (siehe Seite 45 ff.).

Ä Im Ä kommen A und E zusammen. Die beiden Hände werden mit Abstand hintereinandergehalten und es soll das Verhältnis zueinander gefühlt werden.

Au Für das Au gibt es zwei Gebärden. Die eine ist groß, es ist die Verbindung von A und U in der Gebärde, d. h. der eine Arm bildet einen Winkel, der andere bildet (über den Kopf hinweg) eine Parallele zu diesem Arm. Dazwischen kann man eine Sonne erleben (Au-rum = Gold).

Im kleinen Au ziehen sich die Hände wie zusammen, jedoch nicht aus den Fingern, sondern aus den Handinnenflächen. Es ist das Au, das bei einem Schmerz ausgesprochen wird und sich verinnerlicht. Sie legen sich vor das Herz und bilden einen kleinen Innenraum »unter« sich. So auch wird die Gestalt in ihrer Haltung inniger.

Ei Das Ei »streichelt« ... Die eine Hand gleitet von der Hand her am (andern) Arm vorbei, ohne ihn zu berühren. Wenn das die linke Hand tut, ist die Grundrichtung nach rechts. Dann kommt für den Bewegungsanfang die rechte Hand, der rechte Arm dem linken entgegen und geht dann aber durch seine »Führung« auch nach rechts. Dabei kann diese Hand dann durch die Luftsubstanz »streichen«. Die ganze Bewegung findet tendenziell in der Horizontalen statt. Dadurch entsteht zum Beispiel »Weite« oder, wenn die Hände nach oben gewendet sind, eine Art offene Schale.

Die Gestalt *neigt* sich gerne in das Ei *hinein*.

Eu Im Eu weist die linke Hand auf die Herzmitte (eine Art E), die rechte leuchtet hinaus gerade nach vorne oben (eine Art U). Damit diese wirklich leuchten kann, darf der Arm nie physisch durchgestreckt werden, sondern sollte durchlässig bleiben für das Licht, das aus der Mitte strömt.

Der Mensch *bezeugt* Licht, das durch Gestalt und Gebärde *leuchtet*.

Ü Im Ü kommt das U mit dem I zusammen. Die Hände Rücken an Rücken streichen aneinander vorbei – das I darin zieht, das U hält.

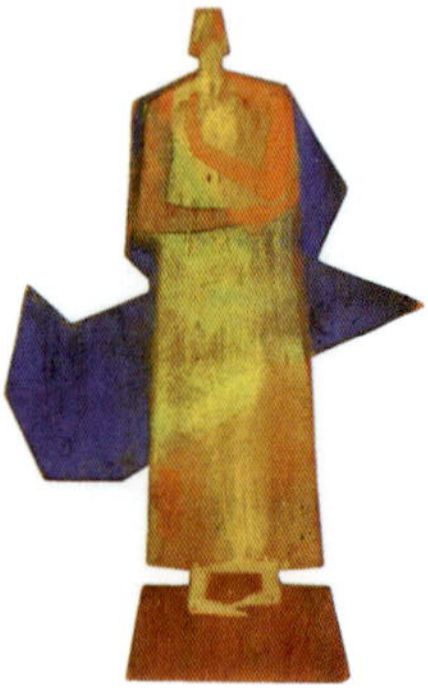

Die Konsonanten

B Das B bildet in der Bewegung eine Hülle. Mit einer weit ausholenden Gebärde der Arme (oder eines Armes) wird ein Innenraum gebildet, aus dem hinteren Raum heraus führt die Bewegung über die Weite nach vorne, wo sie vor der eigenen Mitte etwas wie schützend umschließt. Das, was umschlossen wird, kann zart sein wie ein Kind, aber auch weit wie ein Baumwipfel. Genauso können auch nur die Hände etwas zwischen sich im B »behüten«.

C C will von der Schwere in die Leichte. Man greift wie von unten in dichte Substanz hinein, die Handflächen nach oben gewendet, und lässt diese dann in mehreren Impulsen nach oben ins Licht leicht werden; am Ende ist man selbst leicht geworden (ohne Abbildung).

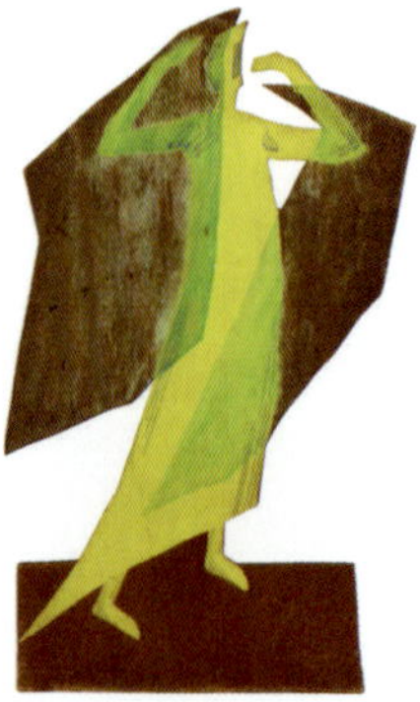

Ch Ch ist der geistige Wind – auf Hebräisch *»ruach«*. Er kommt einem immer entgegen. Weit vor der Gestalt greifen die Arme und Hände (die sich dafür leicht aufeinander zubewegen) hinein und *hauchen* die Luft an einen heran. Auch wie ein »Fächeln« kann darin erlebt werden, wenn die Gebärde klein gemacht wird. In der Gestalt wird die Bewegung innigst erlebt und aufgenommen.

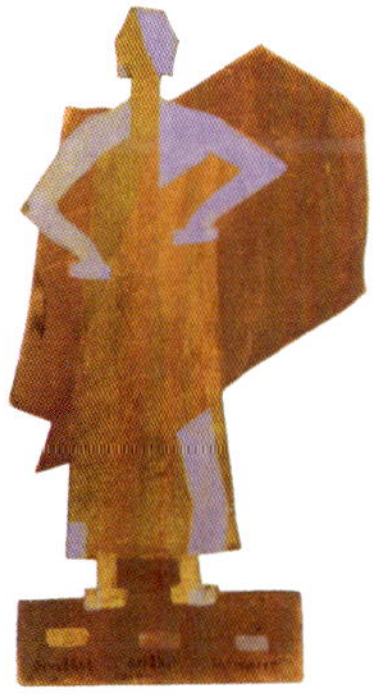

D D schafft Dichte nach unten, ist gewissermaßen die Gegenbewegung zum C. Dennoch drückt das D nicht, sondern fühlt unter den Handflächen (die hier nach unten gewendet sind) die Substanz der Luft und gibt ihrer Schwere nach. D kann auch deuten, es spricht zu allen Dingen: da!

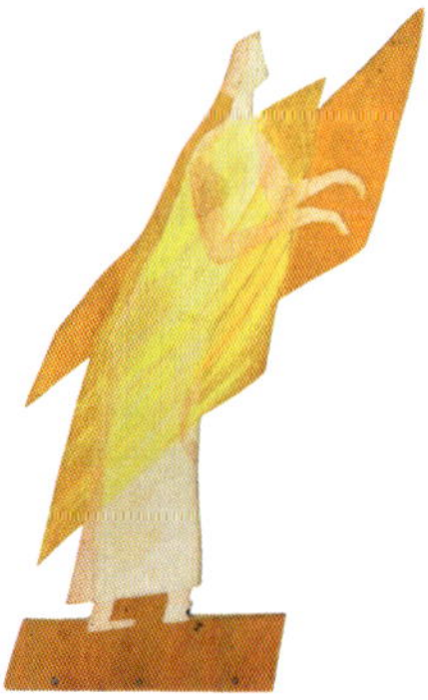

F Wie beim Aussprechen von F muss auch in der Bewegung ein kleiner Widerstand aufgebaut und überwunden werden, damit F und nicht W entsteht. Das ist vielleicht auch der Grund, warum F vielen Worten vorangeht, die eine spürbare Grenze hörbar machen, wie zum Beispiel »Fels«, »Festigkeit«, »Fenster« oder »Form«, oder wo es auf der anderen Seite sehr luftig ist, wie zum Beispiel bei »Flammen«, »Feuer«, »Funken« oder einem »Fest«.

Die Bewegung will gerade nach vorne »fortfliegen«, doch in den Handballen sitzt der Widerstand, der dieser Leichte, diesem Luftigen sich immer wieder entgegenstellt, sodass die Bewegung insgesamt in Impulsen, in Schüben vorwärtskommt. Je mehr die Bewegung an Leichte gewinnen soll, desto weiter nach vorne geht sie in der Hand, bis sie durch die »Finger« »federleicht« davon»fliegt«. Je mehr Kraft das F haben soll, desto stärker wird der Widerstand bis in die Unterarme erlebt. Dadurch kann sich das F richtiggehend auftürmen.

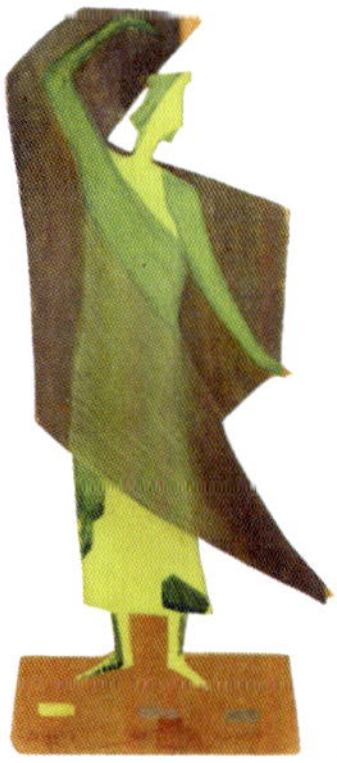

G Das G schafft sich Raum durch innere Lichtkraft. Die Arme und Hände sind nach außen gewendet vor dem Körper locker zusammengehalten. Dadurch kann etwas wie ein Innenraum vor der Mitte erlebt werden, der nun durch das Auseinanderschieben der Arme (insbesondere durch eine leichte Spannung in den Oberarmen und Schulterblättern) sich weitet. Dieser Innenraum kann kräftig oder einfach nur lichtvoll hell sein.

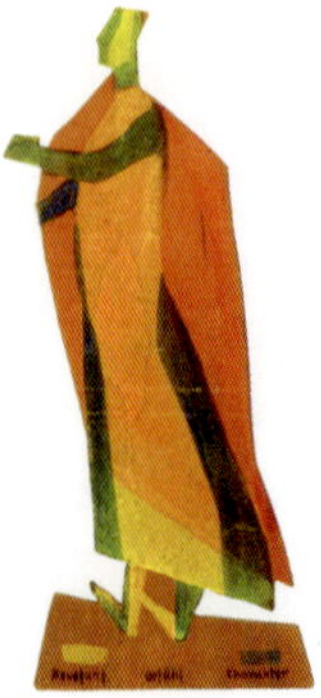

H Im H wird in einer großen Tiefe Luft bewegt – sowohl hinaus wie auch hinein; das H »haucht« sich aus und ein. Vor der Mitte werden Arme und Hände mit einer leichten Muskelspannkraft im ganzen Schultergürtel geballt; Arme und Oberkörper sind gerundet. Wie beim befreienden Aussprechen des H wird auch jetzt in der Bewegung die ganze Spannung, die im Ballen aufgebaut wurde, mit einem deutlichen Impuls abgeworfen, gelöst und befreit. Dabei richtet man sich auf, lässt alles Feste los und die Arme »fliegen« hinaus, öffnen sich frei in die Weite nach vorne oben, sodass auch die innere Stauung den Armen entlang wegfliegen kann. Wenn es losgelassen ist, kann es zurückkommen! Im Innern macht man sich bereit und es fliegt einem entgegen, es kommt mit einem Impuls zurück und trifft immer das Herz. Die Arme und Hände fangen es förmlich ein und ballen sich mit ihm.

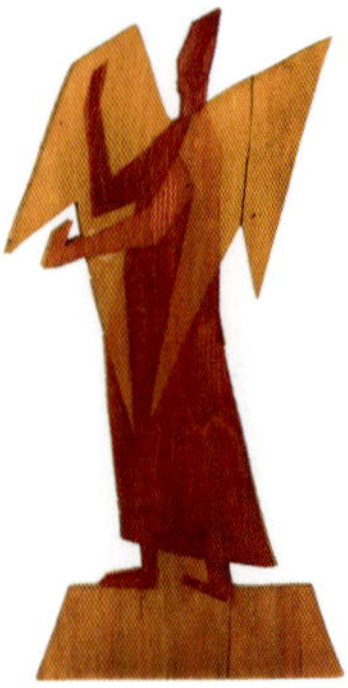

K K schafft immer Klarheit. Die Arme nach oben ausgestreckt, die Hände zueinander gewendet, fallen diese in die K-Form der angewinkelten Arme wie ein Beil herein und schaffen damit Tatsachen. Diese angewinkelten Arme können in alle Richtungen nach außen »wirken«. K hat Kraft. Es beherrscht die Materie aus dem Geist.

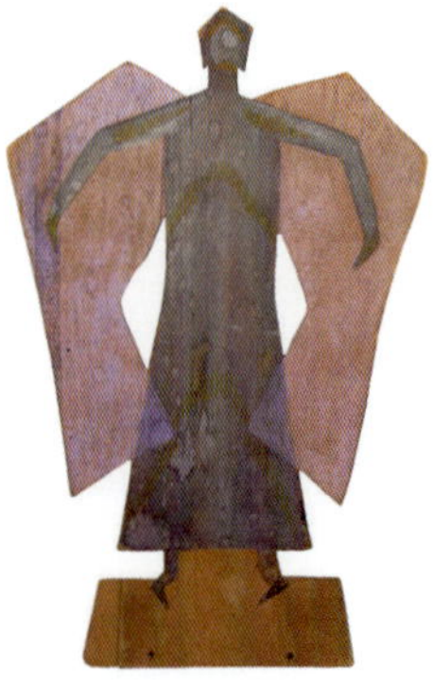

L Bei der L-Gebärde nehmen die Hände, symmetrisch eine Schale formend, in einer seitlich weit ausgreifenden Bewegung nach unten Luftsubstanz auf und führen sie vor dem Körper über die eigene Mitte nach oben. Beim Heben der Arme wird aus der aufsteigenden Bewegung eine lösende; die Hände drehen vor dem Herzen, und die Hand-Schalen werden im erneuten Strecken der Arme zu Kuppeln; die Luftsubstanz wird in den Raum hinaus entfaltet, indem die Arme und Hände sich über oben öffnen und, den entstandenen Freiraum wahrnehmend, loslassen, um in einer fließenden Bewegung seitlich wieder nach unten zu sinken und neu zu ergreifen ... Es ist wie ein Aufblühen und Vergehen, es ist ein Überwinden der Materie in die Zeit hinein.

M Der Laut M hat die Qualität des Verbindens, des In-sich-Aufnehmens. Diese Kraft ist auch in seiner Bewegung, mit der der Raum durchmessen werden kann. Die Hände werden dabei vor der Mitte in einer gewissen Distanz zueinander vor den Körper gehalten, der eine Arm ist angezogen, der andere gestreckt, die Handflächen schauen zueinander. Dann schieben sich die Hände in einer tastenden, wahrnehmenden Bewegung durch den Raum aufeinander zu, sie durchmessen ihn, bis die Hände, dann schon aneinander vorbeigegangen, zur Ruhe kommen, um das Durchmessene in der am Ende kurz zur Ruhe kommenden Bewegung in der Empfindung zu konsolidieren. (Für ein neues M können die Handflächen gewendet werden, um neu den Zwischenraum zu durchmessen.)

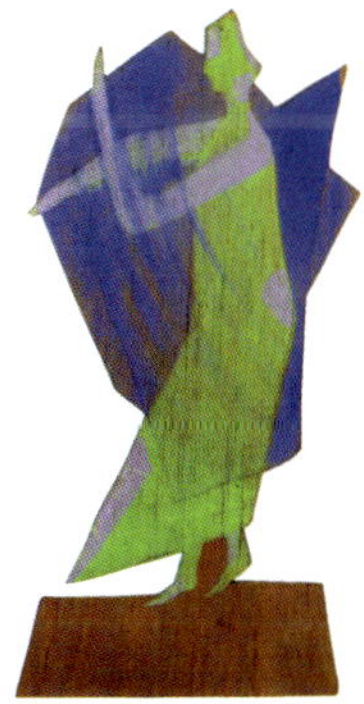

N Die N-Gebärde ist wie »Naschen«: Mit beiden Händen und seinem Empfinden geht man hinaus, um etwas zu berühren. Und hat man es berührt, zieht man die Hände fast ruckartig zurück, wie wenn man »nein« sagen würde, aber leicht keck. Man bleibt aber im Bezug zu dem Berührten. Der Oberkörper »spricht« mit!

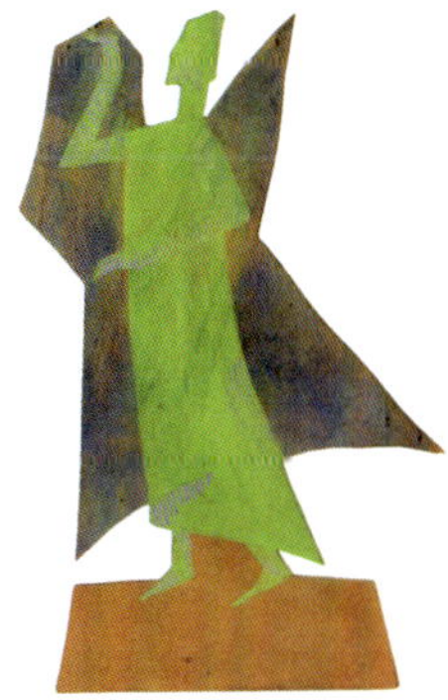

P Das P zieht in der Gebärde Kräfte heran, mit denen es sich dann schmückt, könnte man sagen. Die Brust wird weiter, der Rücken offener, der Kopf königlicher. Dabei ziehen sich die Hände, die in der Ausgangsstellung seitlich an der Gestalt in natürlicher Weise »hängen«, bereits in sich wie zurück und saugen den Raum herein bzw. spannen ihn nun auch auf, indem die Arme nach oben gehen, sodass über dem Kopf wie Pfauenfedern entstehen. In diese herangeholte Substanz können nun die Hände in mehreren Impulsen seitlich der Gestalt von oben nach unten »perlen« und die Substanz wieder abgeben. Aber man ist ein anderer danach …

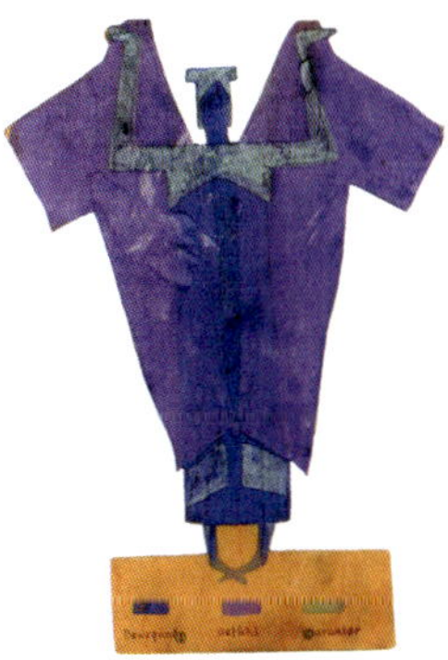

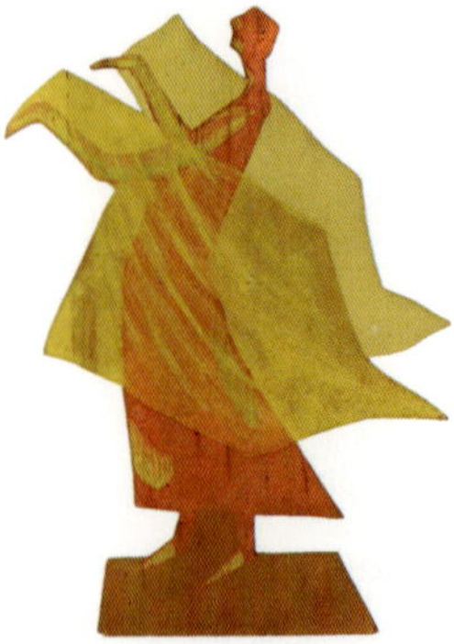

R Wie das »Rad« »rollt« und sich »regt«, so auch die Bewegung des R. In der Ausgangsstellung ruhen die Arme und Hände horizontal vor dem Körper; dann lässt man sie in einer drehenden Bewegung rollen – nach unten, nach hinten und oben am Kopf vorbei wieder nach vorne. Die Arme sind dabei vorne tendenziell gestreckt, hinten eher angezogen. Man rollt sozusagen wie ein Rad: Nach unten hinten hat die Bewegung dieses Rads einen Impuls, dann folgt ein Moment, in dem es rollt und schließlich »frei wird« (nach oben vorne). Die Arme erscheinen dann »federleicht«, gleich den Flügeln eines Vogels vom Luftstrom getragen. Man kann erleben, wie dabei auch innerlich ein dynamischer Luftwirbel entsteht, der Atem sich gleichsam befreit. Wichtig ist, dass der Oberkörper und die Knie dieser Gebärde nachgeben, sodass die Seele sich ganz der Bewegung hingeben kann.

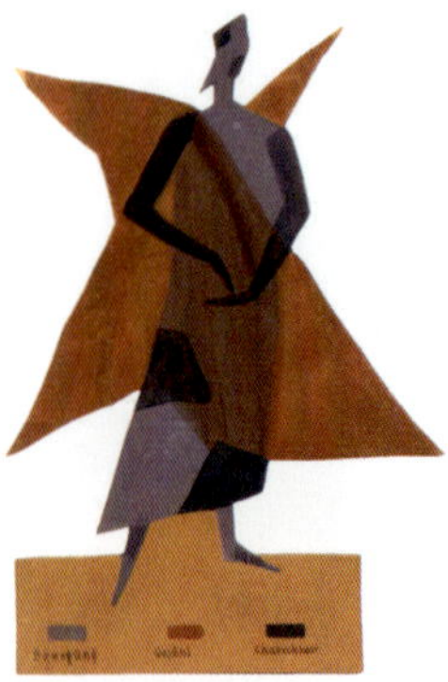

S Das S schneidet die Luft wie in »sicher«, oder es durchsäuselt sie wie im »Summen«. So ist auch die Bewegung differenziert. In der Grundbewegung wird die Luft von der Handkante in einer geraden Bewegung von oben nach unten durchschnitten. Man kann nach diesem Prinzip aber auch eine S-Bewegung in der Luft bilden, mit einer/m oder beiden Händen/Armen. Die Hände sind dabei flach; man fühlt vor allem diese Begegnung durch die Hände mit der Luft und dem Raum sowie die Geschmeidigkeit der Bewegung in den Armen und der Gestalt. S kann etwas Magisches haben, wie bei »pssst«, oder etwas sehr Sanftes, Suchendes.

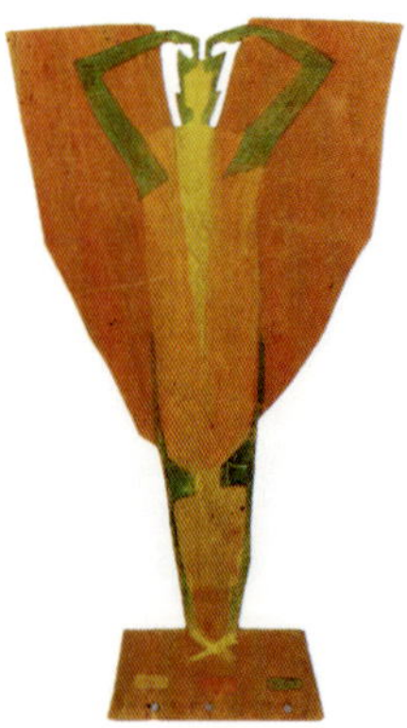

T T ist eine umfassende Gebärde, die von der Mitte weit in den Umkreis hineinfühlt und ihn sammelt, auf den Punkt bringt. Man greift vom Herzen ausgehend mit beiden Händen weit nach außen oben in den Raum. (Die Handflächen können dabei nach oben offen sein oder dem Umkreis zugewendet.) Das Zentrum kommt mit dem Umkreis in eine Verbindung. Oben, über dem Kopf, wird der ganze »Sternenraum« hereingeholt, die Fingerspitzen berühren sich und führen dann (Fingerrücken an

Fingerrücken) zum Kopf herunter, berühren das Kronenchakra. Die ganze Gestalt richtet sich darin auf und dem Himmel entgegen.

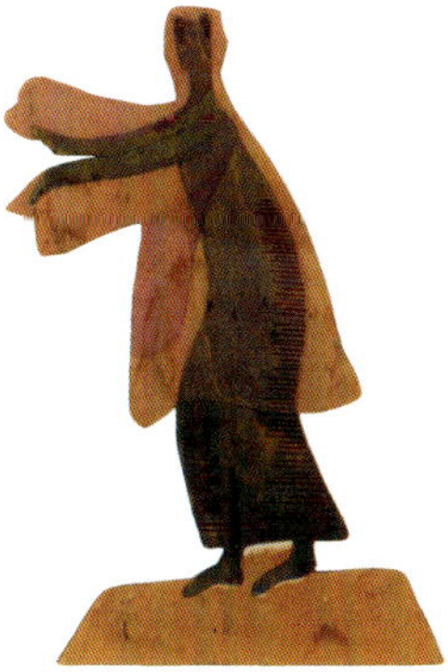

W Der »Wind«, die »Wellen« und die »Bewegung«, sie wollen immer wieder neu ansetzen. Eurythmisch kann im W eine Wellenbewegung erlebt werden, die von hinten kommend mit der ganzen Gestalt aufgenommen und mit den Händen und Armen ergriffen wird, in die man eintauchen kann, bis man sie nach vorne loslässt, um wieder neu von hinten eine Welle zu empfangen und von ihr durchströmt zu werden. Alles will eintauchen, deshalb ist auch der Kopf der Figur im Schleier darinnen.

Z Das Z schneidet die Luft wie ein Blitz in einer horizontal sein wollenden Zackenbewegung von oben nach unten oder umgekehrt. Die Bewegung kann mit einem oder beiden Armen ausgeführt werden (ohne Abbildung).

Anmerkungen

1 Rudolf Steiner, *Die Philosophie der Freiheit* (GA 4), Dornach ^{14}1978, Kapitel 10, Seite 179.
2 Rudolf Steiner, *Wahrspruchworte* (GA 40), Dornach ^{9}2005, Seite 139.
3 Ich danke Armin Husemann ganz herzlich für die Durchsicht der Textstelle »Bewegung aus der Peripherie« auf Seite 35 f. Es sei auch zusätzlich auf sein Buch *Die Blutbewegung und das Herz* verwiesen (Stuttgart 2019).
4 Wer mehr eine Einführung in die Eurythmie und ihre Bewegungen sucht, sei auf mein Buch *Wer sich bewegt, kommt zu sich selbst. Eurythmie für jeden Tag* (Basel 2013) verwiesen.
5 Siehe auch Rudolf Steiner, *Eurythmie als sichtbare Sprache (Laut-Eurythmie-Kurs)* (GA 279), Dornach ^{5}1990, Seite 247 f.
6 Rudolf Steiner, *Anthroposophische Leitsätze. Der Erkenntnisweg der Anthroposophie. Das Michael-Mysterium* (GA 26), Basel ^{11}2013, Seite 62.
7 Siehe Rudolf Steiner, *Der irdische und der kosmische Mensch* (GA 133), Dornach ^{4}1989, Vortrag vom 14. Mai 1912.
8 Ebenda.
9 Christian Morgenstern, »Eins und alles«, in: ders., *Werke und Briefe*, Band I: *Lyrik 1887–1905*, hrsg. von Martin Kießig, Stuttgart 1988, Seite 268 f.
10 Rose Ausländer, »Preisen«, in: dies., *Wieder ein Tag aus Glut und Wind. Gedichte 1980–1982*, Frankfurt am Main 1986, Seite 106.
11 Rudolf Steiner, *Die Entstehung und Entwicklung der Eurythmie* (GA 277a), Dornach ^{3}1998, Seite 46.
12 Rudolf Steiner, *Wahrspruchworte* (GA 40), Dornach ^{9}2005, Seite 160.
13 Siehe den neu herausgegebenen Band *Eurythmie als sichtbare Sprache (Laut-Eurythmie-Kurs)* von Rudolf Steiner (GA 279), Basel ^{6}2019, Notizen von Eurythmistinnen während des Kurses, zum 13. Vortrag / Halleluja, Seite 405.
14 Ein kleiner Exkurs in die hebräische Sprache kann das deutlich machen: י = jod ist der 10. hebräische Laut. י = jod bedeutet: das Kind aus dem göttlichen Schoß geboren, der Gottesfunke, das Ich, das uns handlungsfähig macht. »Jad« heißt »Hand«. Wer eine Hand hat, kann handeln; die Hand selbst ist Ausdruck des Ich.
15 Siehe Rudolf Steiner, *Seelenübungen Band I. Übungen mit Wort- und Sinnbild-Meditationen zur methodischen Entwicklung höherer Erkenntniskräfte* (GA 267), Basel 1997, Seite 218. Eine Variante davon (ebd., Seite 221) lautet:

Standhaft stell ich mich ins *Dasein*	linkes Bein, linker Fuß
Sicher schreit ich die Lebensbahn	rechtes Bein, rechter Fuß
Liebe heg ich im Wesenskern	linker Arm, linke Hand
Starkmut pflanz ich im *Ich*	HERZGEGEND
Hoffnung leg ich in jedes Tun	rechter Arm, rechte Hand

Vertrauen präg ich in alles Denken   Kopf
Diese Sechs führen mich durchs *Dasein*

16 Else Lasker-Schüler, »Vom Himmel«, in: dies., *Werke und Briefe. Kritische Ausgabe,* Band 3: *Prosa 1903–1920 (Briefe nach Norwegen (IX)),* Frankfurt am Main 1998, Seite 209.
17 Siehe Rudolf Steiner, *Eurythmie als sichtbare Sprache (Laut-Eurythmie-Kurs)* (GA 279), Dornach [5]1990, Vortrag vom 12. Juli 1924, Seite 247f.
18 Auch Rudolf Steiner wies einmal darauf hin, dass, wenn man der Eurythmie zusieht, die Frage im Herzen entstehen müsste: »Ja, sind denn das alles Engel? Da müsste im Menschen etwas wie eine Rückerinnerung an die ganze Erdenentwicklung aufsteigen. Denn was hat man da vor sich? In der kosmischen Entwicklung ist es so, dass der Astralleib den Ätherleib bearbeitet. Und bei der Eurythmie? Da ist es umgekehrt. Da steigt der Mensch gewissermaßen auf zu einem engelartigen Dasein, aus dem er im Laufe der Erdenentwicklung während der kosmischen Entwicklung herabgestiegen ist.« In: ders., *Die Entstehung und Entwicklung der Eurythmie* (GA 277a), Dornach [3]1998, Seite 142.
Zu den Wesensgliedern: Rudolf Steiner spricht vom viergliedrigen Menschen, der neben dem sichtbaren, physischen Leib noch über drei weitere Wesensglieder verfügt: den Äther- oder Lebensleib, der die Lebenskräfte umfasst, den Astralleib als Träger des Bewusstseins und das Ich, den geistigen Wesenskern des Menschen. Siehe z. B. Rudolf Steiner, *Theosophie. Einführung in die übersinnliche Welterkenntnis und Menschenbestimmung* (GA 9), Dornach [33]2013, Kapitel »Das Wesen des Menschen«.
19 Armin Husemann, *Der musikalische Bau des Menschen,* Stuttgart 2003, Seite 210.
20 Johann Wolfgang von Goethe, *Faust. Der Tragödie zweiter Teil,* Erster Akt, Vers 4679.
21 Rudolf Steiner, *Menschliches Seelenleben und Geistesstreben im Zusammenhang mit Welt- und Erdentwicklung* (GA 212), Dornach [2]1998, Vortrag vom 26. Mai 1922.
22 Siehe auch Armin Husemann, *Die Blutbewegung und das Herz,* Stuttgart 2019.
23 Hierzu siehe auch von Rudolf Steiner den Vortrag vom 2. Mai 1923 in: *Die menschliche Seele in ihrem Zusammenhang mit göttlich-geistigen Individualitäten* (GA 224), Basel [4]2015.
24 Siehe Rudolf Steiner, Vortrag vom 6. Mai 1922, in: *Menschliches Seelenleben und Geistesstreben im Zusammenhang mit Welt- und Erdentwicklung* (GA 212), Dornach [2]1998.
25 Rudolf Steiner, *Die Geheimwissenschaft im Umriss* (GA 13), Kapitel »Die Erkenntnis der höheren Welten«, Dornach [30]1989, Seite 369f., siehe auch Anmerkung 36.
26 Dag Hammarskjöld, *Zeichen am Weg,* Eintrag vom 25. Mai 1957. Andere Version: »Verkleidet ist das Ich, das nur aus gleichgültigen Urteilen, sinnlosen Aus-

zeichnungen und protokollierten ›Leistungen‹ geschaffen ist. Eingeschnürt in die Zwangsjacke des Naheliegenden. Aus dem alle heraustreten, nackt, auf des Morgenlichts Klippe – empfangen, unversehrbar, frei: im Licht, mit Licht, vom Licht. Einer, wirklich in dem einen. Heraus aus mir selbst, dem Hindernis. Hinaus zu mir selbst, der Erfüllung« (Stuttgart [5]2017, Seite 171).

27 Nelly Sachs, »Wenn die Propheten einbrächen«, in: dies., *Fahrt ins Staublose. Gedichte,* Frankfurt am Main 2010, Seite 92.

28 Beispielsweise in *Die Geheimwissenschaft im Umriss* (GA 13), Kapitel »Die Erkenntnis der höheren Welten« wie auch »Wesen der Menschheit«, Basel [31]2013.

29 Eckhart Tolle, *Jetzt! Die Kraft der Gegenwart,* Bielefeld 2017.

30 Anleitungen zu dieser »Nebenübung« gibt es in unzähligen Büchern von Safi Nidiaye (z. B. *Wieder fühlen lernen. Wie wir uns selbst und die Welt heilen können,* München 2014 oder *Die 10 Herzensschlüssel. Ausgeglichen und gesund mit Körperzentrierter Herzensarbeit,* München 2014). Sie nennt ihre Arbeit auch »Herzarbeit«, und einer ihrer wichtigsten Begriffe ist »Herzensschlüssel«.

31 Siehe zum Thema Zeit auch Rudolf Steiner, *Stichwort Zeit* aus der Reihe *Spirituelle Perspektiven,* Basel 2018.

32 In einer esoterischen Stunde in Leipzig, am 2. Januar 1914, sagte Rudolf Steiner: »Unter dem Einfluss dieser Übungen ändert sich unser Seelenleben. Unsere Erinnerung wird nicht mehr etwas, was auch im physischen Leib eingeschrieben ist, sondern muss durch die innere Gewöhnung, alles selbstständig nachzudenken, ersetzt werden.« (!) Rudolf Steiner, *Aus den Inhalten der esoterischen Stunden,* Band III: *1913 und 1914; 1920–1923* (GA 266/3), Dornach 1998, Seite 250.

33 Siehe Rudolf Steiner, *Herzdenken. Über inspiratives Erkennen,* Basel 2014.

34 Ebenda, Seite 25, siehe auch Rudolf Steiner, *Wie erlangt man Erkenntnisse der höheren Welten?* (GA 10), Dornach [24]1993, Seite 147.

35 Ausführlicher sind die Übungen dargestellt bei Rudolf Steiner in: *Die Geheimwissenschaft im Umriss* (GA 13), Basel [31]2013; *Wie erlangt man Erkenntnisse der höheren Welten?* (GA 10), Basel [25]2018; *Herzdenken. Über inspiratives Erkennen,* Basel 2014; *Die Nebenübungen. Sechs Schritte zur Selbsterziehung,* Basel [5]2015; *Das Ätherherz und die sechs Nebenübungen,* Basel 2013.

36 Rudolf Steiner, *Die Geheimwissenschaft im Umriss* (GA 13), Basel [30]1989, Kapitel »Schlaf und Tod«, ergänzend dazu *Imagination, Inspiration und Intuition* im Kapitel »Die Erkenntnis der höheren Welten«. Da nimmt Rudolf Steiner implizit Bezug auf die drei höheren Wesensglieder, die der Mensch durch Ich-Tätigkeit ausbildet. Er schildert dort (Seite 369 ff.): »Die imaginative Erkenntnis wird erreicht durch die Ausgestaltung der Lotusblumen aus dem astralischen Leibe heraus. Durch diejenigen Übungen, welche zur Erlangung von Inspiration und Intuition unternommen werden, treten im menschlichen Äther- oder Lebensleib besondere Bewegungen, Gestaltungen und Strömungen auf, welche vorher nicht da waren. Sie sind eben die Organe, durch welche der Mensch das ›Lesen der verborgenen Schrift‹ und das, was

darüber hinausliegt, in den Bereich seiner Fähigkeiten aufnimmt. Für das übersinnliche Erkennen stellen sich die Veränderungen im Ätherleibe eines Menschen, der zur Inspiration und Intuition gelangt ist, in der folgenden Art dar. Es wird, ungefähr wie in der Gegend nahe dem physischen Herzen, ein neuer Mittelpunkt im Ätherleibe bewusst, der sich zu einem ätherischen Organ ausgestaltet. Von diesem laufen Bewegungen und Strömungen nach den verschiedenen Gliedern des menschlichen Leibes in der mannigfaltigsten Weise. Die wichtigsten dieser Strömungen gehen zu den Lotusblumen, durchziehen dieselben und ihre einzelnen Blätter und gehen dann nach außen, wo sie wie Strahlen sich in den äußeren Raum ergießen. Je entwickelter der Mensch ist, desto größer ist der Umkreis um ihn herum, in dem diese Strömungen wahrnehmbar sind. Der Mittelpunkt in der Gegend des Herzens bildet sich aber bei regelrechter Schulung nicht gleich im Anfang aus. Er wird erst vorbereitet. Zuerst entsteht als ein vorläufiger Mittelpunkt ein solcher im Kopfe; der rückt dann hinunter in die Kehlkopfgegend und verlegt sich zuletzt in die Nähe des physischen Herzens. Würde die Entwicklung unregelmäßig sein, so könnte sogleich in der Herzgegend das in Rede stehende Organ gebildet werden. Dann läge die Gefahr vor, dass der Mensch, statt zur ruhigen, sachgemäßen übersinnlichen Schulung zu kommen, zum Schwärmer und Phantasten würde. In seiner weiteren Entwicklung gelangt der Geistesschüler dazu, die ausgebildeten Strömungen und Gliederungen seines Ätherleibes unabhängig zu machen von dem physischen Leibe und sie selbstständig zu gebrauchen. Es dienen ihm die Lotusblumen dabei als Werkzeuge, durch welche er den Ätherleib bewegt. Bevor dieses geschieht, müssen sich aber in dem ganzen Umkreis des Ätherleibes besondere Strömungen und Strahlungen gebildet haben, welche ihn wie durch ein feines Netzwerk in sich abschließen und zu einer in sich geschlossenen Wesenheit machen. Wenn das geschehen ist, können ungehindert die im Ätherleibe sich vollziehenden Bewegungen und Strömungen sich mit der äußeren seelisch-geistigen Welt berühren und mit ihnen sich verbinden, sodass äußeres geistig-seelisches Geschehen und inneres (dasjenige im menschlichen Ätherleibe) ineinanderfließen. Wenn das geschieht, ist eben der Zeitpunkt eingetreten, in dem der Mensch die Welt der Inspiration bewusst wahrnimmt. Dieses Erkennen tritt in einer anderen Art auf als das Erkennen in Bezug auf die sinnlich-physische Welt. In dieser bekommt man durch die Sinne Wahrnehmungen und macht sich dann über diese Wahrnehmungen Vorstellungen und Begriffe. Beim Wissen durch die Inspiration ist es nicht so. Was man erkennt, ist unmittelbar, in einem Akte da; es gibt nicht ein Nachdenken *nach* der Wahrnehmung. Was für das sinnlich-physische Erkennen erst hinterher im Begriff gewonnen wird, ist bei der Inspiration zugleich mit der Wahrnehmung gegeben. Man würde deshalb mit der seelisch-geistigen Umwelt in eins zusammenfließen, sich von ihr gar nicht unterscheiden können, wenn man das oben charakterisierte Netzwerk im Ätherleib nicht ausgebildet hätte.

Wenn die Übungen für die Intuition gemacht werden, so wirken sie nicht allein auf den Ätherleib, sondern bis in die übersinnlichen Kräfte des physischen Leibes hinein. Man sollte sich allerdings nicht vorstellen, dass auf diese Art Wirkungen im physischen Leib vor sich gehen, welche der gewöhnlichen Sinnenbeobachtung zugänglich sind. Es sind Wirkungen, welche nur das übersinnliche Erkennen beurteilen kann. Sie haben mit aller *äußeren* Erkenntnis nichts zu tun. Sie stellen sich ein als Erfolg der Reife des Bewusstseins, wenn dieses in der Intuition Erlebnisse haben kann, trotzdem es alle vorher gekannten äußeren und inneren Erlebnisse aus sich herausgesondert hat. – Nun sind aber die Erfahrungen der Intuition zart, intim und fein; und der physische Menschenleib ist auf der gegenwärtigen Stufe seiner Entwicklung im Verhältnis zu ihnen grob. Er bietet deshalb ein stark wirkendes Hindernis für den Erfolg der Intuitionsübungen. Werden diese mit Energie und Ausdauer und in der notwendigen inneren Ruhe fortgesetzt, so überwinden sie zuletzt die gewaltigen Hindernisse des physischen Leibes. Der Geistesschüler bemerkt das daran, dass er allmählich gewisse Äußerungen des physischen Leibes, die vorher ganz ohne sein Bewusstsein erfolgten, in seine Gewalt bekommt. Er bemerkt es auch daran, dass er für kurze Zeit das Bedürfnis empfindet, zum Beispiel das Atmen (oder dergleichen) so einzurichten, dass es in eine Art Einklang oder Harmonie mit dem kommt, was in den Übungen oder sonst in der inneren Versenkung die Seele verrichtet. Das Ideal der Entwicklung ist, dass durch den physischen Leib selbst gar keine Übungen, auch nicht solche Atemübungen gemacht würden, sondern dass alles, was mit ihm zu geschehen hat, sich *nur* als eine Folge der reinen Intuitionsübungen einstellte.«

37 Ebenda, Seite 69 f.

38 Ebenda, Seite 71.

39 Ebenda, Seite 75.

40 Ebenda, Seite 74.

41 Ebenda, Seite 76.

42 Ebenda.

43 Siehe Anmerkung 36.

44 Rudolf Steiner, *Das Geheimnis der Trinität. Der Mensch und sein Verhältnis zur Geistwelt im Wandel der Zeiten* (GA 214), Dornach [3]1999, Seite 157.

45 Hilde Domin, *Sämtliche Gedichte,* Frankfurt am Main 2015, Seite 228.

46 »Der Geisteslehrer wusste, was den Intellektuellen des lichten Zeitalters mangelte: die Wärme und Begeisterung für Zeit-Notwendiges; für eine neue Sittlichkeit. Wir leben in und von der Wärme, die die Brücke zwischen Physischem und Geistig-Moralischem bildet. Aber bereits eine atomistische Wärmetheorie kann der gesamten Erde zum Verhängnis werden. Denn Denken, Fühlen und Wollen haben einen Einfluss auf den Fortgang der Erdentwicklung. In einer Ansprache an die Jugend sagte Rudolf Steiner etwa: ›Ich kann es euch aus tiefstem Herzen nachfühlen, dass ihr keinen Beruf finden könnt und dass die Berufsfrage euch sehr bedrängt. [...] Das dunkle Zeitalter hat es nur zu einer

materialistischen Naturwissenschaft gebracht, die bloß einen Teil der Natur erfasst, aber die hat korrumpierende Wirkungen auf die Wärmeatmosphäre der Erde.‹ Mit starker, eindringlicher Stimme rief Rudolf Steiner: ›Schafft noch im 20. Jahrhundert eine spirituelle Naturwissenschaft, sonst verdirbt die Wärmeatmosphäre der Erde. Lasset die Wärmeatmosphäre nicht verderben!‹ Mit diesem Appell wurde die Jugend auf die Aufgabe, wie die materielle Werkwelt mit dem schaffenden Logos zu verbinden sei, d. h. wie das Denken christlich gemacht werden kann, hingewiesen.« Kurt Anders in: *Die Menschenlehre. Zeitschrift junger Lehrer,* Nr. 28, 1980, Seite 27; zitiert aus: *Gegenwart, Zeitschrift für Kultur, Politik, Wirtschaft,* Nr. 2/2018.

47 Der Eurythmist ist immer imaginativ tätig, d. h. die Sprache wird ihm zum Prozess und zum Bild der Empfindung, die er sich durch einen Text bildet. Der Sprecher, sofern es einen gibt, macht die Empfindung hörbar, er ist inspirativ tätig. In der Intuition/Empfindung kommen sie zusammen, in der künstlerisch-schöpferischen Tätigkeit nicht per se. Das Kunstwerk entsteht neu aus dem Zusammenklang von beiden. Man kann auch sagen, der Sprecher *übersetzt* für den Zuschauer die Eurythmie ins Hörbare, der eigentliche Sprecher ist jedoch der Eurythmist.

48 Rudolf Steiner, *Meditationen zur Herztätigkeit,* hrsg. von der Medizinischen Sektion am Goetheanum, Dornach ²2014, Seite 26.

49 Christian Morgenstern, *Werke und Briefe,* Band II: *Lyrik 1906–1914,* hrsg. von Martin Kießig, Stuttgart 1992, Seite 219. Das Gedicht hat noch ein drittes Zeilenpaar, es endet mit: »Ich breite die Arme aus, wie ER getan, / ich möchte die ganze Welt, wie ER, umfahn.«

50 Aus: Paul Celan, *Die Niemandsrose / Sprachgitter,* Frankfurt am Main 1988, Seite 21.

51 Rudolf Steiner, *Geisteswissenschaft und Medizin* (GA 312), Dornach ⁷1999, Vortrag vom 28. März 1920, Seite 172 f.

52 Rose Ausländer, »Die Menschen«, in: dies., *Wieder ein Tag aus Glut und Wind. Gedichte 1980–1982,* Frankfurt am Main 1986, Seite 190.

53 Hilde Domin, *Sämtliche Gedichte,* Frankfurt am Main 2015, Seite 142.

54 Antoine de Saint-Exupéry, *Der kleine Prinz,* Düsseldorf 2019.

55 Aus dem Schluss-Spiel des Dramas *Der Findling* von Ernst Barlach, in: ders., *Die Dramen,* München ⁴1985, Seite 316.

56 Rudolf Steiner, *Menschliches Seelenleben und Geistesstreben im Zusammenhang mit Welt- und Erdentwicklung* (GA 212), Dornach ²1998, Vortrag vom 6. Mai 1922, Seite 77.

57 Aus: *Die Sonne. Gedichte,* hrsg. von Andrea Wüstner, Stuttgart 2006, Seite 35. Übersetzt von Nelly Sachs.

58 Siehe z. B. Kaspar Appenzeller, *Die Genesis im Lichte der menschlichen Embryonalentwicklung,* Basel ²1989, wie auch: Markus Peters, *Gesundmacher Herz. Wie es uns steuert, verbindet und heilt. Der geniale Impulsgeber für Körper und Seele,* Kirchzarten bei Freiburg ³2016, Kapitel 14.

59 Rudolf Steiner, *Eurythmie. Die Offenbarung der sprechenden Seele* (GA 277), Dornach 1999, Ansprache vom 15. Juli 1923.

60 Rose Ausländer, »In dir«, in: dies., *Wieder ein Tag aus Glut und Wind. Gedichte 1980–1982,* Frankfurt am Main 1986, Seite 50.

61 Rudolf Steiner: »Geschlossen haben sich die Tore zu der geistigen Welt vor den menschlichen Sinnen, und der physische Leib eröffnet keine Aussicht in die Reiche der Himmel. Aber der Christus konnte sagen: Ergreift das Ich da, wo ihr es jetzt ergreifen sollt, dann sind die Reiche der Himmel nahe herbeigekommen. In eurem Ich werden sie aufgehen! [...] wenn ihr zu dem Christus selber euch erhebt, werdet ihr in euch finden die Reiche der Himmel!« In: *Der Christus-Impuls und die Entwicklung des Ich-Bewusstseins* (GA 116), Dornach ^{4}1982, Seite 72.

62 Rose Ausländer, »Und«, in: dies., *Wieder ein Tag aus Glut und Wind. Gedichte 1980–1982,* Frankfurt am Main 1986, Seite 191.

63 Rudolf Steiner, *Eurythmie als sichtbare Sprache (Laut-Eurythmie-Kurs)* (GA 279), Dornach ^{5}1990, Vortrag vom 24. Juni 1924, Seite 49.

64 Rose Ausländer, *Und preise die kühlende Liebe der Luft. Gedichte 1983–1987,* Frankfurt am Main 1988, Seite 70.

65 Rudolf Steiner, *Wahrspruchworte* (GA 40), Dornach ^{9}2005, Seite 307.

66 Rudolf Steiner, *Meditationen zur Herztätigkeit,* hrsg. von der Medizinischen Sektion am Goetheanum, Dornach ^{2}2014, Seite 26.

67 Siehe Rudolf Steiner, *Die Entstehung und Entwicklung der Eurythmie* (GA 277a), Dornach ^{3}1998.

68 Rudolf Steiner, *Mantrische Sprüche. Seelenübungen II* (GA 268), Basel ^{2}2015, Seite 103 (Notizbucheintrag vom September 1924).

69 Ebenda, Seite 44.

70 Ebenda, Seite 73.

71 Rudolf Seiner, *Anthroposophischer Seelenkalender,* Basel 2018, Spruch der 38. Woche.

72 Siehe Johannes Greiner, *Kunst verwandelt. Beiträge zur Kunsterkenntnis, Musik und Eurythmie,* Hamburg 2018, Aufsatz IV/12.

73 Hilde Domin, *Sämtliche Gedichte,* Frankfurt am Main 2015, Seite 163.

74 Hilde Domin, *Sämtliche Gedichte,* Frankfurt am Main 2015, Seite 271.

75 Das Verhältnis zur Sprache, zum Wort, wird durch die Eurythmie in besonderer Weise ergriffen, und sie bahnt in gewissem Sinne den Weg für den Wandel, der in diesem Verhältnis kommen sollte und weiter kommen wird. Denn heute stehen wir in vielerlei Hinsicht wieder am Abgrund des Wortes, diesmal jedoch am Abgrund der »Wortleere«, wo als Gegenteil der Wort-»Gewalt« nur noch die Information zählt. Siehe zu diesem Thema auch Rainer Patzlaff, *Rudolf Steiner und das »Nicht-Wort« in der Lyrik des 20. Jahrhunderts,* Frankfurt am Main 2019.

76 Zu diesem Thema ist von der Autorin ein Buch in Arbeit. Siehe hierzu aber auch: *Schau in dich. Schau um dich. Ein Buch zur Eurythmie* von Johannes Greiner und Sivan Karnieli, Neukirchen 2016.

77 Siehe z. B. Gunnar Hillerdal, Berndt Gustafsson, *Sie erlebten Christus. Berichte aus einer Untersuchung des Religionssoziologischen Instituts Stockholm*, Basel ²1980.

78 Siehe dazu Rudolf Steiner, *Menschliche und menschheitliche Entwicklungswahrheiten. Das Karma des Materialismus* (GA 176), Dornach ²1982, Seite 284: »Wir wissen, dass diese Natur des menschlichen Ich schon in der Sprache dadurch sich ausdrückt, dass wir jedes andere Wort so anwenden können, dass wir etwas anderes damit bezeichnen können, niemals aber das Wort Ich so aussprechen können, dass es sich auf irgendetwas bezieht, was außer uns ist. Die innige Verbindung des durch Christus Wesenhaften mit diesem Ich gibt für uns Menschen diesem Christus-Wesenhaften einen so intimen Charakter, als das Ich selbst für uns hat.«

79 Siehe z. B. Rudolf Steiner, *Der übersinnliche Mensch – anthroposophisch erfasst* (GA 231), Dornach ⁴1999, Vortrag vom 17. November 1923 abends, Seite 117.

80 Die Eurythmiefigur des I ist ebenso aus den Farben Gelb, Rot und Blau gewoben wie der Auferstandene in dem Bild des Isenheimer Altars. Siehe auch der Aufsatz »Und das Licht scheint in der Finsternis« in: *Schau in dich. Schau um dich. Ein Buch zur Eurythmie* von Johannes Greiner und Sivan Karnieli, Neukirchen 2016.

81 Rudolf Steiner, *Die Entstehung und Entwicklung der Eurythmie* (GA 277a), Dornach 1965, Seite 18.

82 Zitiert nach Eduardo Jenaro, *Rudolf Steiners eurythmische Lautlehre. Ein Handbuch für die Praxis*, Stuttgart 1999, Seite 232.

83 Rudolf Steiner, *Die Entstehung und Entwicklung der Eurythmie* (GA 277a), Dornach ³1998, Seite 76.

84 Rudolf Steiner, *Eurythmie als sichtbare Sprache (Laut-Eurythmie-Kurs)* (GA 279), Basel 2019, Seite 64.

85 Rudolf Steiner, *Seelenübungen Band I. Übungen mit Wort- und Sinnbild-Meditationen zur methodischen Entwicklung höherer Erkenntniskräfte* (GA 267), Basel 1997, Seite 486.

86 Erste Strophe des Grundsteinspruchs der Allgemeinen Anthroposophischen Gesellschaft, den Rudolf Steiner zur Weihnachtstagung 1923 gegeben hat, siehe Rudolf Steiner, *Die Weihnachtstagung zur Begründung der Allgemeinen Anthroposophischen Gesellschaft 1923/24* (GA 260), Dornach ⁵1994, Seite 60.

87 Interessant ist hier, dass der Fuß durch diese Art zu bewegen wie natürlich in ein sogenanntes dreiteiliges Schreiten kommt, jedoch nicht von außen sich formend, sondern von innen fließend. »Wie ein Wilder im Urwald«, lobte Rudolf Steiner einmal Lory Smiths natürlich Art zu gehen (in: ders., *Die Entstehung und Entwicklung der Eurythmie* (GA 277a), Dornach ³1998, Seite 46).

88 Siehe den Aufsatz von Gunhild von Kries in: *Die Drei*, Januar 2018.

89 Der Spruch entstand in dieser Form im Zusammenklang mit Rozanna Sonntag. Im Original lautet er so:

Des Lichtes webend Wesen, es erstrahlet
durch Raumesweiten,
zu füllen die Welt mit Sein.
Der Liebe Segen, er erwarmet
die Zeitenfolgen,
zu rufen aller Welten Offenbarung.
Und Geistesboten, sie vermählen
des Lichtes webend Wesen
mit Seelenoffenbarung;
und wenn vermählen kann mit beiden
der Mensch sein eigen Selbst,
ist er in Geisteshöhen lebend.

Rudolf Steiner, »Die Pforte der Einweihung«, drittes Bild, in: ders., *Vier Mysteriendramen,* Dornach 1996, Seite 67 f.

Sowie:

Des Lichtes webend Wesen, es erstrahlet
von Mensch zu Mensch,
zu füllen alle Welt mit Wahrheit.
Der Liebe Segen, er erwarmet
die Seele an der Seele,
zu wirken aller Welten Seligkeit.
Und Geistesboten, sie vermählen
der Menschen Segenswerke
mit Weltenzielen;
und wenn vermählen kann die beiden
der Mensch, der sich im Menschen findet,
erstrahlet Geisteslicht durch Seelenwärme.

Rudolf Steiner, *Mantrische Sprüche. Seelenübungen II* (GA 268), Basel [2]2015, Seite 43.

90 Siehe z. B. Rudolf Steiner, *Eurythmie als sichtbare Sprache (Laut-Eurythmie-Kurs)* (GA 279), Dornach [5]1990, Vortrag vom 12. Juli 1924.

Literatur

Appenzeller, Kaspar, *Die Genesis im Lichte der menschlichen Embryonalentwicklung*, Basel ²1989

Greiner, Johannes, *Kunst verwandelt, Beiträge zur Kunsterkenntnis, Musik und Eurythmie*, Hamburg 2018

Hillerdal, Gunnar; Gustafsson, Berndt, *Sie erlebten Christus. Berichte aus einer Untersuchung des Religionssoziologischen Instituts Stockholm*, Basel ²1980

Husemann, Armin, *Der musikalische Bau des Menschen*, Stuttgart 2003

– *Die Blutbewegung und das Herz*, Stuttgart 2019

Jenaro, Eduardo, *Rudolf Steiners eurythmische Lautlehre. Ein Handbuch für die Praxis*, Stuttgart 1999

Karnieli, Sivan, *Gemeinsam bewegen. Eurythmie für Arbeits- und Teamkultur*, Basel 2016

– *Wer sich bewegt, kommt zu sich selbst. Eurythmie für jeden Tag*, Basel 2013

Karnieli, Sivan; Greiner, Johannes, *Schau in dich. Schau um dich. Ein Buch zur Eurythmie*, Neukirchen 2016

Nidiaye, Safi, *Die 10 Herzensschlüssel. Ausgeglichen und gesund mit Körperzentrierter Herzensarbeit*, München 2014

– *Wieder fühlen lernen. Wie wir uns selbst und die Welt heilen können*, München 2014

Patzlaff, Rainer, *Rudolf Steiner und das »Nicht-Wort« in der Lyrik des 20. Jahrhunderts*, Frankfurt am Main 2019

Peters, Markus, *Gesundmacher Herz. Wie es uns steuert, verbindet und heilt. Der geniale Impulsgeber für Körper und Seele*, Kirchzarten bei Freiburg ³2016

Steiner, Rudolf, *Anthroposophische Leitsätze. Der Erkenntnisweg der Anthroposophie. Das Michael-Mysterium* (GA 26), Basel ¹¹2013

– *Anthroposophischer Seelenkalender*, Basel 2018

– *Aus den Inhalten der esoterischen Stunden*, Band III: *1913 und 1914; 1920–1923* (GA 266/3), Dornach 1998

– *Das Geheimnis der Trinität. Der Mensch und sein Verhältnis zur Geistwelt im Wandel der Zeiten* (GA 214), Dornach ³1999

– *Der Christus-Impuls und die Entwicklung des Ich-Bewusstseins* (GA 116), Dornach ⁴1982

– *Der irdische und der kosmische Mensch* (GA 133), Dornach ⁴1989

– *Der übersinnliche Mensch – anthroposophisch erfasst* (GA 231), Dornach ⁴1999

– *Die Entstehung und Entwicklung der Eurythmie* (GA277a), Dornach ³1998

– *Die Geheimwissenschaft im Umriss* (GA 13), Dornach ³⁰1989

– *Die menschliche Seele in ihrem Zusammenhang mit göttlich-geistigen Individualitäten* (GA 224), Basel ⁴2015

– *Die Philosophie der Freiheit* (GA 4), Dornach ¹⁶1995

– *Eurythmie als sichtbare Sprache (Laut-Eurythmie-Kurs)* (GA 279), Basel ⁶2019

– *Eurythmie. Die Offenbarung der sprechenden Seele* (GA277), Dornach 1999

- *Geisteswissenschaft und Medizin* (GA 312), Dornach ^{7}1999
- *Herzdenken. Über inspiratives Erkennen,* Basel 2014
- *Mantrische Sprüche. Seelenübungen II* (GA 268), Basel ^{2}2015
- *Meditationen zur Herztätigkeit,* hrsg. von der Medizinischen Sektion am Goetheanum, Dornach ^{2}2014
- *Menschliches Seelenleben und Geistesstreben im Zusammenhang mit Welt- und Erdentwicklung* (GA 212), Dornach ^{2}1998
- *Menschliche und menschheitliche Entwicklungswahrheiten. Das Karma des Materialismus* (GA 176), Dornach ^{2}1982
- *Seelenübungen Band I. Übungen mit Wort- und Sinnbild-Meditationen zur methodischen Entwicklung höherer Erkenntniskräfte* (GA 267), Basel 1997
- *Stichwort Zeit,* Basel 2018
- *Theosophie. Einführung in die übersinnliche Welterkenntnis und Menschenbestimmung* (GA 9), Dornach ^{33}2013
- *Wahrspruchworte* (GA 40), Dornach ^{9}2005
- *Wie erlangt man Erkenntnisse der höheren Welten?* (GA 10), Basel ^{25}2018

Tolle, Eckhart, *Jetzt! Die Kraft der Gegenwart,* Bielefeld 2017

Textnachweis

Rose Ausländer, »Preisen«, »Die Menschen«, »In dir«, »Und«, aus: dies., *Wieder ein Tag aus Glut und Wind. Gedichte 1980–1982,* © S. Fischer Verlag GmbH, Frankfurt am Main 1986 (Seite 43, 84, 99 und 103).
Rose Ausländer, »Erbarme dich«, aus: dies., *Und preise die kühlende Liebe der Luft. Gedichte 1983–1987,* © S. Fischer Verlag GmbH, Frankfurt am Main 1988 (Seite 110).
Paul Celan, »Zu beiden Händen«, aus: ders., *Die Niemandsrose,* © S. Fischer Verlag GmbH, Frankfurt am Main 1963 (Seite 82).
Hilde Domin, »Worte«, »Nicht müde werden«, »Ecce homo«, aus: dies., *Sämtliche Gedichte,* © S. Fischer Verlag GmbH, Frankfurt am Main 2009 (Seite 76, 88 und 132).
Christian Morgenstern, »Ich habe den Menschen gesehn«, in: ders., *Werke und Briefe,* Band II: *Lyrik 1906–1914,* hrsg. von Martin Kießig, Verlag Urachhaus, Stuttgart 1992 (Seite 80).
Nelly Sachs, »Wenn die Propheten einbrächen«, aus: dies., *Fahrt ins Staublose. Gedichte,* © Suhrkamp Verlag Frankfurt am Main 1961. Alle Rechte bei und vorbehalten durch Suhrkamp Verlag Berlin (Seite 62).
Paul Schatz, »Die Wissenden haben den Himmel verloren«, © Paul Schatz Stiftung, Basel (Seite 12).

Bildnachweis

Agrippa von Nettesheim, aus: ders., *De occulta philosophia:* Seite 51, 56–58 und 67–70.
Sivan Karnieli: Seite 14.
Sara Kazakov: Seite 2.
Die Zeichnungen auf den Seiten 25–29, 31–32, 34, 37, 41, 46–49, 80 und 86 wurden von *Darija Kossmann* angefertigt.
Die Lautgebärden auf den Seiten 145–153 stammen von *Edith Maryon* und *Rudolf Steiner,* aus: dies., *Eurythmiefiguren aus der Entstehungszeit,* © GA K 26b, Rudolf Steiner Verlag, Basel 2018.
Shutterstock: Titelbild (Subbotina Anna), Seite 10/11 (Coral Brunner), Seite 18/19 (Ivan Kurmyshov), Seite 22/23 (ZoranKrstic), Seite 52/53 (Inna Dodor), Seite 74/75 (Brian A Jackson), Seite 107 (Nermin Huskic), Seite 108/109 (Vitaliy Kyrychuk), Seite 115 (Robert Lessmann), Seite 130/131 (Belozorova Elena), Seite 140 (Jozef Sowa), Seite 142/143 (zkbld).

Wir danken den Verlagen und Inhabern der Rechte herzlich für die freundliche Erteilung der Abdruckrechte.

Leider war es uns nicht in allen Fällen möglich, die Urheberrechtssituation zu klären. Sollte sich deshalb bei einzelnen Beiträgen nach Drucklegung noch ein Honoraranspruch ergeben, so sind wir selbstverständlich gerne bereit, diesen zu den üblichen Sätzen nachträglich zu vergüten.